Kurt Bendlin FITNESS FÜR MANAGER

Kurt Bendlin

FITNESS FÜR MANAGER

Die sanfte Methode zu Ausdauer, Gesundheit und mentaler Frische

ECON Verlag
Düsseldorf · Wien · New York

CIP-Kurztitelaufnahme der Deutschen Bibliothek

Bendlin, Kurt:
Fitness für Manager: D. sanfte Methode zu
Ausdauer, Gesundheit u. mentaler Frische/
Kurt Bendlin. – 1. Aufl. – Düsseldorf/Wien:
ECON Verlag, 1986.
ISBN 3-430-11295-8

3. Auflage 1987

Lektorat: H. Dieter Wirtz
Zeichnungen: Lilli Palmer, Frankfurt am Main
Buchgestaltung: Hansjürgen Bade, Braunschweig
Gesetzt aus Garamond (Stempel) und Helvetica
der Firma Berthold
Satz: Dörlemann-Satz, Lemförde
Papier: Papierfabrik Schleipen GmbH, Bad Dürkheim
Druck und Bindung: Ebner Ulm
Printed in Germany
ISBN 3-430-11295-8

Meinem väterlichen Freund
Heinz Nixdorf
in Dankbarkeit

Inhalt

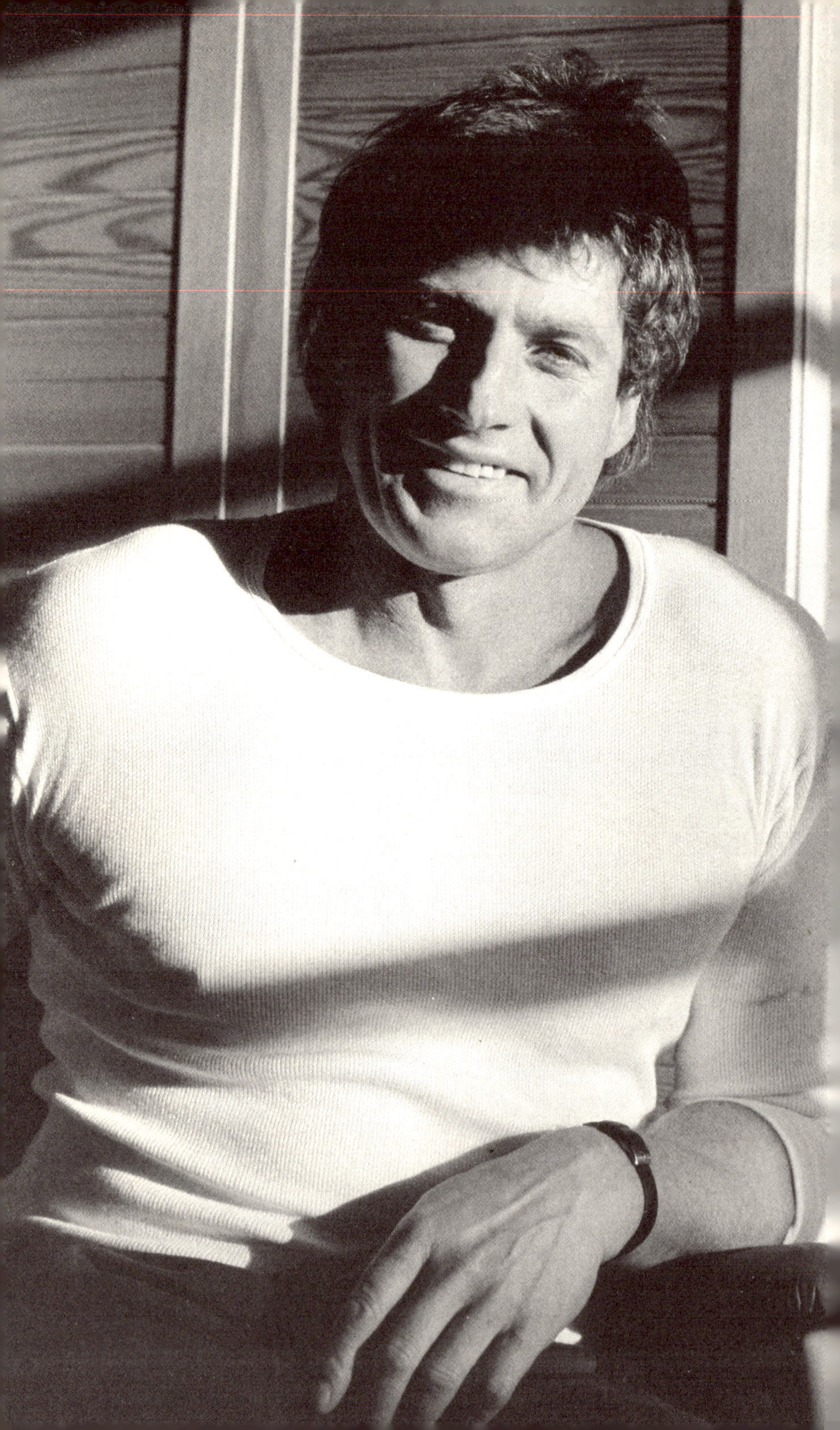

Zu diesem Buch

Mein Leben in den unterschiedlichen Grenzbereichen hat mich nicht müde und abgeklärt gemacht. Es hat mir eher immer neue, stärker werdende Eindrücke gebracht, die die Forderung zum Handeln geradezu implizierten. Diese Eindrücke und die daraus resultierenden Erfahrungen sind es, die mich dazu bewogen haben, sie zu sammeln, zu ordnen, weiterzugeben.

Ich spüre sehr stark, daß wir in eine andere Zeit gehen, eine Zeit, die Strukturwandel, Werte- und Weltbildveränderung verursachen wird, und glaube, daß wir gerade jetzt – während wir zwischen Abhängigkeit zur Evolution und visionären Neuordnungen schwanken – eine Chance haben, wieder einen Schritt auf den Menschen zurückzugehen. Es ist die große Hoffnung in mir, daß wir es durch gemeinsame Anstrengungen schaffen. Deshalb will ich meinen Teil dazu beitragen, indem ich eine sogenannte »Gebrauchsanweisung« liefere, die über unseren Körper als Werkzeug die ramponierte Seele streicheln soll.

Natürlich bin ich für Höchstleistung in unserer Gesellschaft, denn sie verbessert Selbstbewußtsein und Selbstwertgefühl. Aber wenn Leistung totale Ausschöpfung und künstlichen Lebensrhythmus zur Folge hat, dann erreicht sie das Gegenteil. Führungskräfte, die im Spannungsfeld zwischen Gesellschaft, Unternehmen und Familie besonders gefordert werden, kommen dann ins Schwanken. Die Erwartungshaltung jener Blöcke mit der eigenen in Einklang zu bringen führt in den meisten Fällen zu einem Defizit, einem Vakuum, besonders dann, wenn die Regeneration unberücksichtigt bleibt. Darüber hinaus beschleunigen negative Begleiterscheinungen wie Nikotin, Alkohol, falsche Ernährung und Bewegungsmangel das Abrutschen der Leistung. Zunehmende Ängste, vermischt mit abnehmenden Hoffnungen, kündigen den sozialen Wandel an, der durch vielfältige kompensatorische Fehlhandlungen glückliche Daseinsbewältigung verhindert.

Über den Körper am geeigneten Objekt explodieren. Die ständig abzubauende Streß- und Aggressionsbereitschaft ermöglicht erst das Fundament langandauernder beruflicher Leistung

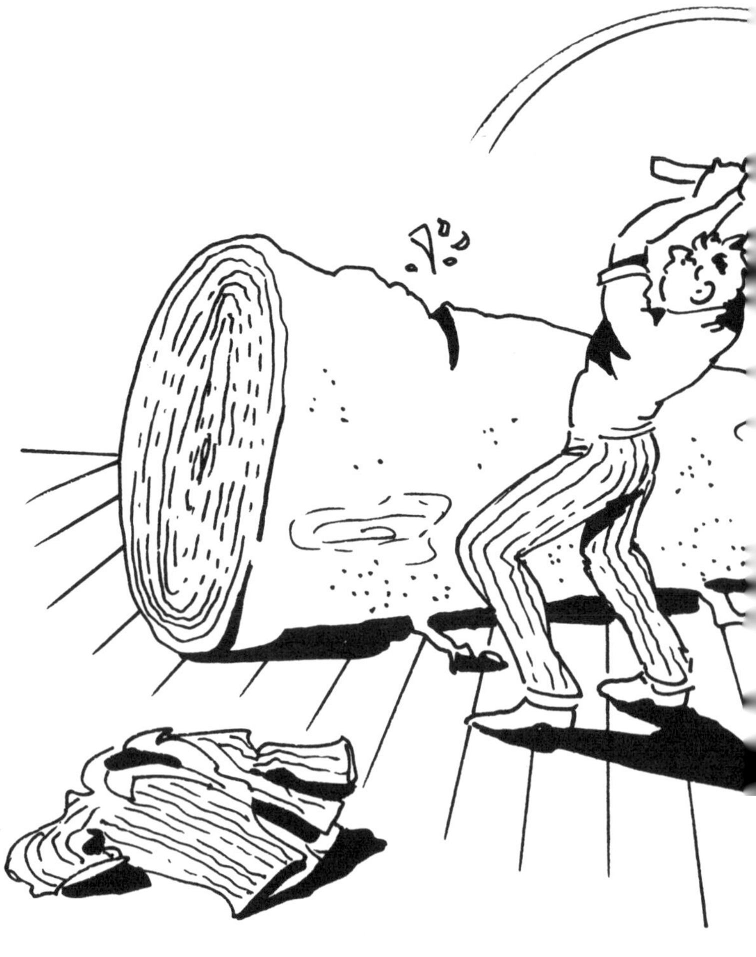

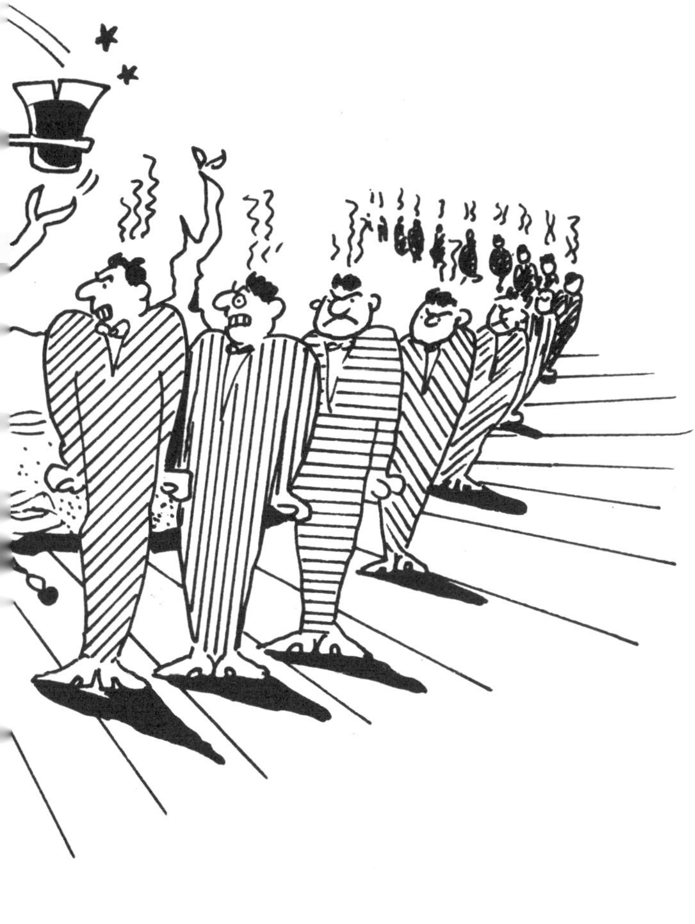

Aufgestaute Aggression an ungeeigneten Objekten (etwa Untergebenen und Kindern) ist eine Form von Kompensation, Intrigenspiele und die Flucht in eine Scheinwelt eine andere. Das bewirkt die Unfähigkeit, sich zu spüren, zu fühlen. Alles das bringt Schatten.

Keinen Zeigefinger in Oberlehrermanier will ich in diesem Buch erheben, nein, Hoffnung, Positiveinstellung, Herausforderung und das Besinnen auf eigene Kräfte – das ist es, was ich anregen will. Dabei will ich keinem meine persönliche Lebensphilosophie aufzwingen, möchte vielmehr auf dem Weg zum Ziel, auf dem Weg zum Gleichgewicht von Körper und Seele, Lebenshilfen anbieten.

In der Hochleistungszeit die Blüte des Lebens zuzuordnen, das ist die schwierigste Vermittlung. Erst dann zu leben, wenn man es »geschafft« hat, ist ein großer Irrtum: Man kann nicht mit vierzig, fünfzig oder gar nach der Pensionierung auf einmal ein ganz anderer Mensch sein. Also muß man sein Leben so organisieren, daß man sein Atmen, seine Träume ganz konkret lebt. Sicherlich kann man Höchstleistung im Beruf, absolutes Lebensglück und ewig junge Lebensfreude nicht so einfach abrufen.

Eigentlich hängt, global gesehen, unser Lebensglück von der Fähigkeit ab, erfolgreich zu arbeiten und zu lieben. Die Herausforderung ist eigentlich der lebenslange Widerstreit zwischen Arbeit und Liebe, die man für sich in ein zufriedenes Gleichgewicht bringen muß. Gerade aus diesem dynamischen Spannungsprozeß erreichen wir große Teile von Lebensenergie. Denn die Arbeit kann uns nur Freude machen, wenn wir uns selbst anerkennen und lieben. Wir bedürfen also einer emotionellen Voraussetzung, um Leistungen im Beruf zu erreichen. Der Beruf, der für Struktur und Ordnung steht, ist ja irgendwie immer zukunftsorientiert. Emotionen fordern aber die Gegenwart – nämlich das Jetzt und Heute. Der Sport, eine emotionell und gefühlsbetonte Seite in uns, muß sich dadurch als konkretes Bedürfnis und Teil der Liebe zu uns selbst verstehen. Er kann für uns Langzeitregler im Spiel der Kräfte werden, indem er gleichzeitig zur Ablage- und Aufnahmebereitschaft wird. Da unser

Schulsport in höchstem Maße versagt, weil er sich an der absoluten Leistung orientiert und nicht den persönlichen Erlebnisbereich, die Begeisterung an der persönlichen Leistung weckt, kann der Sport auch nicht lebenslang als natürliches Bedürfnis empfunden werden. Da wir diese Riesenchance der Prägung durch sinnvolle Körpererziehung verpaßt haben, bleibt uns nichts anderes übrig, als den Sport über den zweiten oder dritten Blick zu »erkämpfen«. Der Sinn ist vielleicht schwer zu verstehen, weil man etwas Körperliches nicht über den Kopf erleben kann. Aber alles endet irgendwie körperlich, wenn wir nur mit dem Kopf leben und arbeiten. Entweder explodieren wir am ungeeigneten Objekt – oder wir werden körperlich krank.

Ankunft

Auf einer von hohen Buchen bestandenen Anhöhe stehe ich und schaue auf den Malenter Bahnhof hinunter. Zwei Geleise, ein kleines Bahnhofsgebäude, davor ein Bus. Gleich gegenüber geht es in die Wälder. In der Luft Möwen vom Dieksee. Langsam finden sie sich dort unten auf dem Bahnhofsvorplatz zusammen, während ich ihnen von meinem Hügel zuschaue und schon einiges über sie erfahre. Einer hat sich wie ein Entdecker um die Jahrhundertwende herausstaffiert. Er steht beinahe im Schatten des Bahnhofsgebäudes, einen Rucksack auf dem Rücken, eine verwegene Schirmmütze auf dem Kopf. Doch bewegungslos steht er dort wie jemand, der auf einer Abendgesellschaft plötzlich das Gefühl hat, die falsche Garderobe ausgesucht zu haben. Ein anderer, mit Schlips und Kragen, hat einen riesigen Koffer dabei und wird fast nichts von dem, was er mitgebracht hat, im Camp brauchen. Bei einem dritten erkenne ich an seinen hohen Schnürstiefeln, daß er zu unserer Gruppe gehört – zehn Mann und eine Frau.

Am Bahnhof ist wenig Betrieb, und wie sie dort stehen und warten und sich nicht kennen, wird ihnen langsam klar, daß sie alle zu derselben Verabredung gekommen sind: Überlebenstraining.

Die ersten kommen miteinander ins Gespräch. Ein militärisch aufgemachter Typ mit olivfarbener Leinenmütze, Tarnanzug, am Gürtel geschnalltem Buschmesser zieht die anderen an sich. Er ist zunächst die eindeutigste Figur dieser Gruppe von Managern und Geschäftsleuten, die nach Malente in die Holsteinische Schweiz gekommen sind, um dort draußen, irgendwo mitten in der Natur, eine Woche zu leben: zu lernen, wie man in der Natur überlebt. Sie alle sind gewohnt, in ihrem Leben viel zu verbrauchen, angefangen beim Essen. Hier werden sie nicht viel brauchen. Im Gegenteil, sie werden lernen, wie wenig man für das Überleben benötigt. Und sie werden über etwas verfügen, das sie in ihrem Leben wegorganisiert haben und das sie selten als ein Geschenk, sondern in der Regel als Mangel erleben: Zeit.

Sie werden viel Zeit haben. Dieser Zeit werden sie ungeschützt ausgesetzt sein: keine Termine, keine Konferenzen, keine Organisationsstrukturen. Da sie dort unten noch stehen und zögernd aufeinander zugehen – der zaghafte Entdecker mit dem Rucksack hat sich inzwischen auch aus dem Schatten des Bahnhofsgebäudes gelöst und ist hinzugetreten –, glauben sie, von nun an vor allem neuen, unvertrauten Menschen gegenübertreten zu müssen und ihnen vielleicht ausgeliefert zu sein. In Wirklichkeit werden sie vor allem sich selbst gegenübertreten.

Nach einer Viertelstunde verlasse ich meinen Platz und gehe zu ihnen, um sie zu begrüßen. In der Regel erfahre ich nun, aus der Nähe, was ich aus der Entfernung schon gesehen habe: der Kritische, der Neugierige, der Freizeithungrige, der Ängstliche, der Selbstbewußte. Es ist jedesmal wie der Anfang von einem Spiel, bei dem keiner weiß, wie es ausgeht. Denn so, wie ich sie in diesen ersten Minuten erlebe, so bleiben sie nicht. Das Camp, in das sie jetzt gehen müssen, wird sie verändern, wie es die Kräfteverhältnisse innerhalb der Gruppe verändern wird.

Die Autos, mit denen sie angereist sind, werden fortgeschafft, und es erwartet sie die erste Überraschung, die allein dazu da ist, die Situation für sie zu schärfen. »Dies ist jetzt die erste Übung«, sage ich, »ich erkläre euch jetzt den Weg ins Camp, und ich erkläre ihn nur einmal, also hört genau zu.« So schicke ich sie durch den Ort, durch die Hauptverkehrsstraße mit ihren Geschäften, den Cafés und schließlich in den schmalen Hohlweg, über dem die Baumkronen zusammengewachsen sind, in den Wald hinein, zu dem See im Sumpf, wo sich das Camp befindet.

Die meisten sind noch vollgestopft mit Essen, weil sie glaubten, je mehr sie äßen, desto länger könnten sie durchhalten. Der Effekt aber ist, daß der Hunger nur um so schneller und drängender kommt.

Die erste Einweisung. Das Wasser aus dem See können wir nicht trinken, weil manchmal tote Tiere darin liegen, doch in einem aus zwölf Quellen vereinten Bach fließt das Wasser sauber und frisch. Dies hier ist wilde Flußminze, eine wunderbare Pflanze zum Teekochen, Milchdistel, Sauerampfer, Löwenzahn, Spitzwegerich, Kalmuswurzeln – das sind in der Regel die wenigen Pflanzen, die sie kennen. Sie sehen sich das an und können sich noch gar nicht vorstellen, daß sie das in den nächsten Tagen essen werden. Johanniskraut zum Beispiel, das gegen Depressionen hilft, weil in ihm Stoffe enthalten sind, die unser Nervensystem anregen.

Die ersten beißen mal in eine Milchdistel und verziehen das Gesicht. Und ich sage, daß wir diese Pflanzen wie einen »Salat der Saison« natürlich anmachen müssen. Unser bevorzugtes Gewürz wird Salzwasser sein. Sie lachen. Sie sind noch sehr satt und erlebnishungrig.

Der nächste Akt zur Verschärfung der Situation: Ich nehme ihnen Geld und Wertsachen ab. Auch die Uhr. Was wollt ihr hier mit einer Uhr? Unsere innere Uhr richtet sich nach dem Licht, dem Stand der Sonne. Wir essen nicht um ein Uhr Mittag, weil um ein Uhr das Mittagessen angesetzt ist, wir essen, wenn unser Körper danach verlangt, essen das, was dann auf den Tisch kommt. Wir wollen zurückkehren zu dem natürlichen Rhythmus, vorgegeben von den unmittelbaren Bedürfnissen unseres Körpers, aber nicht von den Bedürfnissen unseres Terminkalenders, unserer Gewohnheiten.

Das erste Gemeinschaftserlebnis: Wir suchen im Wald einen toten Baum, aus dem wir unser Holzlager für das Feuer herstellen. Der Baum wird entastet, der Stamm ins Lager getragen. Die meisten schleppen einmal im Jahr einen Baum, wenn sie ihn nicht auf dem Dachgepäckträger ihres Autos festgemacht haben: ihren Weihnachtsbaum.

Ihre Hände sind weich, ihre Schultern meist knochig, Babyhaut, keine Hornhaut. Sehr bald beginnt ihr Körper überall weh zu tun, und in die erwachenden Schmerzen hinein meldet sich langsam wieder der Hunger, zuerst leise, dann immer grollender. Jetzt wird der Baum mit von mir extra stumpf gelassenen Äxten zerlegt. Partnerschaften bilden sich. Zu zweit eine Fichte entasten, wenn man höllisch aufpassen muß, daß man mit der Axt nicht im Stamm steckenbleibt und vom anderen getroffen wird, also auch aufpassen muß, den anderen nicht zu verletzen, das ist nicht nur ein ungewohntes Handwerk, sondern für die meisten auch eine ungewohnte Form von Zusammenarbeit; nicht die anonyme Zusammenarbeit über Telefon oder Konferenztisch, sondern eine ganz unmittelbare, körperlich wirksame Zusammenarbeit.

Abends werden Löffel geschnitzt, in Vorfreude auf eine Fischsuppe. Eichenholz ist besser als Buche, weil diese oft zu hart ist. An ausrangierten Eichenpfählen entstehen die ersten wackligen Schritte der Schnitzkunst. Wenn sie nicht schon zu müde wären, wäre das Schnitzen die Fortsetzung eines wunderschönen Spiels, das sie seit Jahrzehnten nicht mehr gespielt haben. Einer fragt, was essen wir denn heute abend, und ich sage erstaunt, aber ihr wollt doch nicht etwa heute abend schon etwas essen, doch ich gehe jetzt gern noch auf Fischjagd. Die Jägertypen, auch der mit dem Tarnanzug, kommen mit, und wir fahren mit dem Kanu auf den See. Der See ist klar

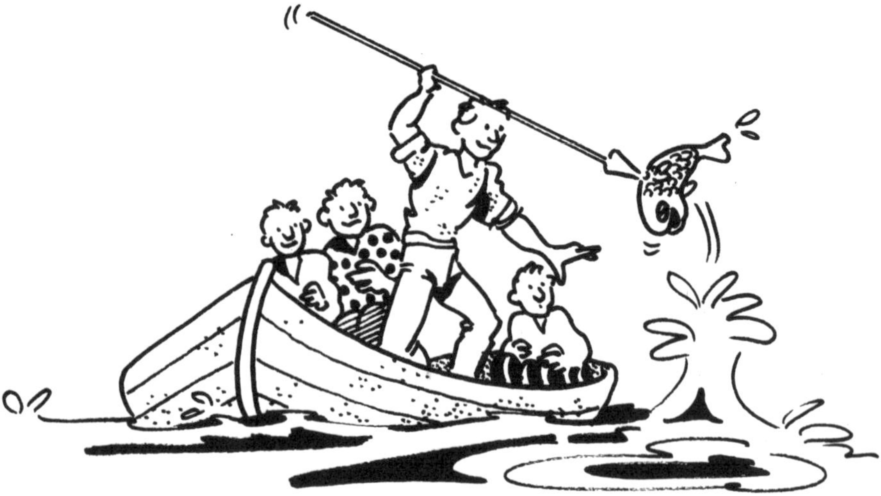

und nicht sehr tief, man kann die Schatten der Fische am Grund sehen, und ich jage mit dem Speer. Der Jubel ist groß, als ein Karpfen mit dem Speer durchbohrt wird. Bei den nächsten Versuchen bin ich bewußt tolpatschig und langsam – nur kein Überfluß. Sie wollen gleich eine Suppe kochen, aber der Karpfen ist erst für den nächsten Mittag vorgesehen, und zum erstenmal malt sich leichtes Entsetzen in die Gesichter.

Nachts höre ich, wie sie sich unruhig im Stroh wälzen. Die fremden Geräusche der Bäume, des Windes, fremde Körper an ihrer Seite, Mäuse, die durch das Stroh huschen, sie denken an Schlangen, Ratten, ihr schönes warmes Bett zu Hause, fürchten sich ein bißchen und wissen nicht, wie es weitergehen wird.

Leistung ist ein Lebenselixier!

Im Laufe seines Lebens sucht jeder Mensch nach Aufgaben, Werten und Zielen, die für ihn besonders wichtig sind. Für diese setzt er sich intensiv ein. Manche Menschen setzen einen, manche Menschen mehrere Werte in den obersten Bereich der Wertepyramide. Die Menschen mit nur einer Wertepyramide verzweifeln oft, wenn ihr Wert aus irgendeinem Grund wegfällt. Sie sind psychisch schwächer, weil sie nicht auf andere Werte ausweichen können, und sehen keinen Sinn mehr in ihrem Leben. Besitzt man jedoch eine parallele Wertepyramide, in der einmal ein Wert wegfällt, weicht man einfach auf eine oder mehrere andere aus – und das Leben erhält wieder seinen Sinn.

Für mich persönlich ist Leistung die Grundlage, ein Lebensziel zu erreichen. Vielleicht sollte ich sagen, ein Lebensziel zu *haben.* Denn die Vorstellungen über dieses Ziel wechseln. Im Grunde kenne ich dieses Ziel nicht. Ich kenne nur die Entwürfe, die ich von ihm mache. Und auf dem Weg, diese Entwürfe in die Realität umzusetzen, erlebe ich das Ziel, erlebe ich mich selbst – und die Vorstellungen verändern sich, wie ich selbst mich verändere.

In seinem philosophischen Erzählwerk »Spuren« schreibt Ernst Bloch: »Ich bin. Aber ich habe mich nicht. Darum werden wir erst.«

Die alte philosophische Wahrheit klärt uns über viele Mißverständnisse in unserem Verhältnis zur Leistung und in unserem alltäglichen Umgang mit der Leistung auf: Nicht das bloße Ergebnis ist entscheidend, *der Weg ist das Ziel!*

Wir leben mit der Leistungskritik. Und wir leben mit der Erfahrung, wie die Leistungsanforderung unserer modernen Industriegesellschaft Menschen zerstören kann – wie unter dem Diktat der Leistung der fühlende, lebendige Mensch seine Fühlfähigkeit einbüßt unter den ihm auferlegten Funktionszwängen zwischen Struktur und Ordnung. Seine Kreativität tritt in den

Hintergrund, seine Kräfte werden auf Funktionsabläufe in seiner beruflichen, gesellschaftlichen Pflichterfüllung optimiert, das bedeutet, für den ihm abgeforderten Zweck automatisiert.

Leistung ist die Grundlage eines erfüllten Lebens. Denn die Kritik an der Leistung – sie unterdrückt den Menschen, sie stabilisiert Systeme, die den Menschen unterdrücken –, diese Kritik trifft ja nicht die Leistung an sich, sondern sie kritisiert, was wir aus der Leistung machen. Oder passiv ausgedrückt: Sie kritisiert, was der Mensch durch die Leistung aus sich machen läßt.

Nicht den Menschen von der Leistung befreien ist unsere Aufgabe, sondern den Menschen wieder zur Leistung hin befreien. Nicht Zwang, sondern Freude, nicht Fesselung an eine vorgegebene Aufgabe, sondern Befreiung durch Lust an der Herausforderung, nicht Angst, sondern innere Freiheit und Begeisterung. Wir sehen täglich in allen Bereichen unseres Lebens, wie die Leistungsanforderung Menschen einschüchtert, isoliert, aggressiv macht, wie sie ihnen die Luft zum Atmen nimmt. Wie die Freude an der Leistung verkümmert, das Gefühl, in seiner Leistung sich selbst zu erfahren, die Hingabe. Der Sport liefert eine Möglichkeit, den Menschen zur Leistung hin wieder zu befreien. Denn während der Beruf mit seiner Struktur- und Ordnungsgesetzmäßigkeit auf die Zukunft ausgerichtet ist, erfordert der Sport die Gegenwart, das Jetzt und Hier einer fühlbaren persönlichen körperlichen Leistung. Durch das Erlebnis mit seinem Körper, das Naturerlebnis, über die Rückkehr seiner Fühlfähigkeit. Freude, Spontaneität, Begeisterung – das muß im Sport nicht erlernt oder über Programme trainiert werden. Sie entwickeln sich in der richtigen sportlichen Betätigung auf natürliche Weise. Leistung und Selbstwertgefühl, Selbsterfüllung rükken wieder zusammen. Ich frage nicht, wie stehe ich eigentlich zur Leistung, sondern ich erlebe sie ja unmittelbar. Ich frage nicht, wo steht der Weltrekord, wie schnell muß ich sein, wie weit muß ich werfen, wie viele Tore muß ich erzielen? Ich erlebe meine Geschwindigkeit, meine Kraft, meine Ausdauer und Geschicklichkeit, wie ich Farben, Gerüche, Temperaturen direkt wahrnehme und erlebe. Und indem ich mich auf dieses Erlebnis einlasse, es wiederhole, verändert, entwickelt sich auf spielerische Weise meine Kraft. Die Leistung ist das, was ich vollbringe. Das Ergebnis ist das Nebenprodukt, das dabei zwangsläufig entsteht.

Das Mißverständnis, das zur Ablehnung von Leistung, auch sportlicher Leistung führt: Das Ergebnis wird für die Leistung an sich genommen, und der Weg, den ich zu diesem Ergebnis gehe, wird gewissermaßen Nebensache – ein notwendiges Übel. Ein Übel, das in Kauf genommen werden muß, bis es einem fragwürdig wird, weil man nicht erkannt hat, was das tatsächlich Fragwürdige ist: die einseitige, unlebendige Bewertung einer Zahl.

Die eigene sportliche Erfahrung bietet uns einen höchst lebendigen und dabei ganz einfachen Weg zurück zum unbefangenen, lustvollen Umgang mit der Leistung an. Leistung als Lebenselixier. Der spanische Kulturphilosoph Ortega y Gasset hat bereits vor sechzig Jahren von einem neuen Typus der Anspannung geschrieben, »der nicht aus einem auferlegten Gebot entspringt, sondern als freier, verschwenderischer Antrieb aus der Lebenskraft quillt: der Sport«. Und er warnte zehn Jahre später in einem anderen Werk: »Ein untrügliches Zeichen des Niedergangs der liberalen Demokratien wäre allein ein Nachlassen ihrer Vitalität.« Denn »das wesentliche Merkmal des neuen Weltfühlens ist der Entschluß, zu vergessen, daß die geistigen Kulturvermögen auch biologische Aktivitäten sind«.

Was ist aus Ortegas geforderten »vitalen Vernunft« in unserer von Anpassungszwängen bestimmten, normierten, zweckoptimierten Arbeitswelt geworden? Sattheit, Trägheit, passiver Konsum, Verlust des Gefühls für die wirklich mögliche eigene Kraft.

56 Prozent aller Bundesbürger treiben keinen Sport. Sechzig bis achtzig Milliarden Mark werden in der Bundesrepublik jährlich für die Behandlung von Krankheiten ausgegeben, deren Ursache Bewegungsmangel ist. Auf dem Frankfurter Symposium des Deutschen Sportbundes, das 1986 unter dem Motto »Sport für alle« stand, wurde eine international durchgeführte

Die häufigsten Ursachen der Arbeitsunfähigkeit

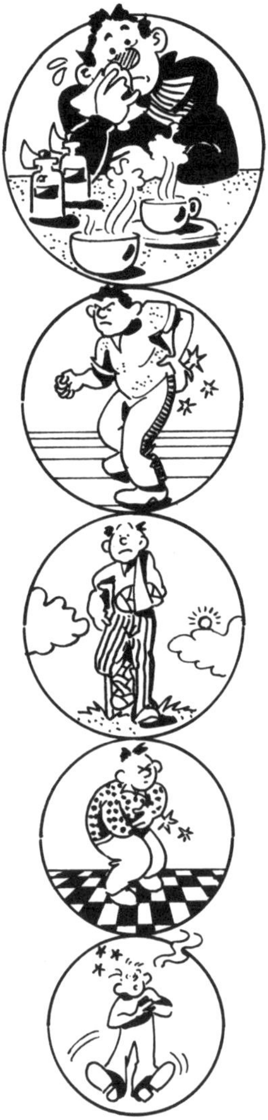

24% = Erkältung, Grippe

17% = Rheuma, Gelenke, Bandscheiben und ähnliches

13% = Unfälle

12% = Magen, Darm

7% = Herz, Kreislauf

Untersuchung vorgestellt, nach der die körperliche Fitneß der bundesdeutschen Schüler – vor zwanzig Jahren an führender Stelle in der Welt – im Vergleich zu Schülern anderer Länder erheblich abgesunken ist und heute einen hinteren Platz einnimmt. Ein schlagender Beweis für das Versagen unseres Schulsports, ein Versagen, weil nicht das Interesse und die Begeisterung für die persönliche sportliche Leistung geweckt wird. Vielmehr wird durch unzureichende Richtlinien und deren Zwang- und Pflichterfüllung eine nachhaltige Verweigerungshaltung erreicht. In Nordrhein-Westfalen haben zum Beispiel über fünfzig Prozent aller Lehrer, die an den Grundschulen Sport unterrichten, kein Sportstudium absolviert. Dabei müßte man höchste Maßstäbe zugrunde legen, weil gerade in den ersten vier Jahren der Grundschule der Sportunterricht eine chancenreiche Prägung erfahren könnte.

Der Deutsche Sportbund als übergeordneter Dachverband des Sports könnte hier durch seine fachliche Kompetenz hervorragend einwirken und verbessern. Leider sind ihm die Hände gebunden, weil er ein schwaches Finanzpolster besitzt und bei den Medien wenig Beachtung findet. Gezwungen, kommerzielle »Selbsterhaltungs-Programme« zu veranstalten, verliert er an ideeller Glaubwürdigkeit.

Der Sport wäre eine Möglichkeit, um am geeigneten Objekt zu explodieren, denn alle Gewalt, alle Aggression und auch der beliebte Streß enden irgendwo körperlich – es fehlt nur die Gebrauchsanweisung. Der Vorwurf muß den Schulsport treffen, auch wenn er nicht der alleinige Schuldige ist. Doch welche Chancen sind hier in den vergangenen Jahren vertan worden!

In den Vereinigten Staaten von Amerika, wo man mit einer für unseren Geschmack vielleicht überzogenen Leistungsideologie lebt, wo ein ungezwungeneres Verhältnis der Menschen zum Sport besteht, wo keine Anti-Leistungsideologie öffentlich wirksam auftritt, hat es seit Präsident John F. Kennedys Aufforderung an die Amerikaner, sich körperlich mehr zu betätigen (»Kennedymarsch«), einen rapiden Rückgang von Herz-Kreislauf-Erkrankungen gegeben. Die in den USA geborene

Jogging-Bewegung – »Run for fun« – hat inzwischen 44 Millionen Menschen (rund ein Fünftel der Gesamtbevölkerung) zum regelmäßigen Dauerlauf gebracht. Einher ging ein Rückgang an Herzinfarkt-Erkrankungen um 33 Prozent.

»Run for fun« – aus Freude am Laufen laufen. Ich will nicht die Jogging-Bewegung in unserem eigenen Lande übersehen. Sie ist gut und wichtig. Doch ich erkenne darin auch Strömungen, die sich vom eigentlichen Inhalt entfernen: nicht Freude und Begeisterung am Erlebnis mit seinem Körper, sondern ich höre die Motive: Gesundheit, Leistung. Heute zehn Kilometer, morgen zwölf, im nächsten Jahr zwanzig Kilometer, in zwei Jahren Marathonlauf. Und rennt und rennt, aber die Welt des Läufers wird oft nicht weiter. Der natürliche Antrieb, die Lust an der Bewegung und an ihrer Entfaltung und Entwicklung – denn auch das ist Leistung – verändert sich unter Umständen schon wieder zu einem Zweck hin, und bis zur Pflichterfüllung ist es dann nicht mehr weit. Heute zehn, morgen zwölf, übermorgen fünfzehn Kilometer. Gesundheit und Leistung statt Freude und Begeisterung – dieser unlebendige, säuerliche Anspruch einer falsch verstandenen Askese, die vom Körper-Seele-Gleichgewicht weit entfernt ist, obwohl jedoch auch hier Ausnahmen die Regel bestätigen können. Aber was nützt mir hier die Leistung, wenn das Gefühl für mich selbst dabei abhanden kommt? Wenn ich zu einer Maschine werde, die nichts mehr von den Ideen dessen weiß, der sie einmal mit bestimmten Daten, in denen seine Ideen und Vorstellungen und Wünsche ausgedrückt waren, programmiert hat? Wenn meine Leistung in erster Linie aus der Vorgabe entspringt, die ich mir allein in einem Kilometerziel gestellt habe und nicht aus dem Bedürfnis, das mich treibt.

Die körperliche Leistung ist tatsächlich ein elementares Erlebnis. Sie führt uns in die im Alltag vergessene, nicht mehr wahrgenommene Welt der Temperaturen, Gerüche, Farben zurück, fast in eine sinnliche Welt.

Die Sehnsucht nach dieser sinnlichen Welt, der Wunsch, sie zu erfahren, hört ja niemals auf. Einmal im Jahr erholt sich der Erfolgsmensch von dem genormten Leben seiner Berufswelt und macht Ferien, im Hochgebirge oder auf der Nordseeinsel. Dort sucht er jenseits seiner künstlichen Welt das elementare Erlebnis, die Begegnung mit der Natur. Bei Regen und Sturm über den Deich laufend, im Hochgebirge die Gefahr, am Meer die Gewalt erlebend. Er lädt sich auf mit Natureindrücken. Und danach kehrt er an seinen Arbeitsplatz zurück und erledigt den gewonnenen Reichtum mit einer Trennungslinie: Das war der Urlaub – hier ist der Beruf. Drei Wochen Nordsee verwehen innerhalb von zwei Tagen, und nach zwei Monaten fühlt er sich schon wieder urlaubsreif. Er konnte es nicht bewahren, weil er das, was er als elementares Erlebnis in der Natur während dieser Ferien empfand, auf sein ganzes Leben hin lediglich als Sonderfall betrachtete, nicht aber als wesentlichen Teil seines Ichs, das durch zwei- oder dreimaligen Sport in der Woche Jubelzeiten erlebt. Der Umgang mit unserem Körper, die Erlebnisse, von denen wir dabei berührt werden, die Erfahrungen, die wir dadurch machen, könnten uns helfen, jene drei Nordseewochen über das ganze Jahr hindurch in uns als eine wirksame Kraft zu bewahren. Und es ist die großartige Leistung, trotz vieler Angebote den zuerst unbequemen Weg zu gehen.

Mein persönlicher Weg zum Sport, zur Leistung und schließlich zum Leistungssport – diese Entwicklung ist beileibe nicht für jeden zwangsläufig, sondern beruhte bei mir auf bestimmten biographischen und charakterlichen Vorgaben – begann aus einem sozialen Defizit. Die Mutter aus Westpreußen geflüchtet, im Holsteinischen niedergelassen, durch den Verlust unseres großen Bauernhofes zurück zu einfachen Familienverhältnissen. In der Schule wurde ich oft gehänselt, weil ich keine Schuhe trug. Ich hatte Begegnungsängste, Berührungsängste, Minderwertigkeitskomplexe. Nie begann ich Gespräche, sondern verhielt mich ziemlich scheu, wenn ich in Gespräche gezogen wurde. Ich lebte in meiner eigenen Welt, aber ich fragte nicht danach, was das für eine Welt war. Sie war vorhanden, und ich war ein Teil von ihr. Das war genug, das war alles. Die Schule, deren Anforderungen mir nichts sagten, empfand ich zunächst als ein Gefängnis. Ich saß manchmal in der Klasse und sah aus dem Fenster den Himmel an, die wiegenden Linden davor. Ich war allein, ausgeschlossen von dieser normalen Welt, die die anderen teilten.

Der Weg zu den anderen öffnete sich mir vollkommen unerwartet. Wir hatten Bundesjugendspiele in unserer Schule. Ich war vierzehn und konnte den Schlagball 118 Meter weit werfen. Es war ein tolles Erlebnis, ihm nachzusehen, wie er flog und flog und dann ganz langsam in einer langen Kurve herunterkam. Ich war neugierig, wer wohl Schulbester geworden sei. Dann wurde mein Name aufgerufen. Ich traute mich nicht, nach vorne zu kommen, aber sie haben mich nach vorne gezerrt. Im stillen war ich stolz und glücklich, und zum erstenmal war diese Kluft irgendwie aufgehoben, die mich von meiner Welt, die mir alles war, und jener Welt der anderen trennte, in der ich nichts war. Ich fing an, mir zu begegnen und mich zu akzeptieren.

Langsam begann ich, meine Kraft zu spüren, daß die Leistungen, die ich vollbrachte, mich jene andere Welt erobern ließen. Plötzlich galt ich etwas. Die Welt, aus der ich kam und in der ich auch weiterhin alleine blieb, war jener anderen Welt verbunden. In dieser anderen Welt wuchs mit den sportlichen Erfolgen auch meine Anerkennung, meine Kräfte aber wuchsen in meiner eigenen Welt.

Ich war in die Handballmannschaft gekommen, weil ich so einen starken Wurf hatte. Es gab Kreismeisterschaften in der Leichtathletik, bei der man mich im Speerwurf mitmachen ließ. Von Wurftechnik hatte ich keine Ahnung, doch auf einmal war ich Kreismeister geworden. Meine Laufbahn in der Leichtathletik begann. Ein-, zweimal die Woche fuhr ich mit dem Rad von unserem kleinen Dorf zum Training, vierzehn Kilometer hin und wieder zurück, durch die Wälder, über Feldwege, bei jedem Wetter und auch im Winter. Und ich hatte eine Wut, wenn Schnee lag und ich nicht vorwärts kam. Diese Fahrten zum Training damals aber gehören unauflöslich zu meiner Karriere, sie haben mich geprägt. Heute kann ich sagen, diese Fahrten über das Land mit dem Fahrrad, dieser beschwerliche Weg zum Training, waren wichtiger als die zählbaren Resultate, denn die

Erfolge, die sich dann einstellten, gingen in ihrem Erlebnis auf diese Fahrten zurück und auf mein Alleinsein, auf meinen Wunsch nach Anerkennung und später auf mein Bedürfnis, meine Verhältnisse zu ändern.

Über den Sport und meine Erfolge konnte ich meine persönlichen Werte entdecken und in einer Welt durchsetzen, die aber diese Werte nicht mit mir teilte und die ich noch nicht akzeptierte mit ihrem Überfluß, ihren Lügen, Manipulationen und diesem merkwürdigen Realitätsbegriff, der für mich nichts war als die Unterwerfung unter Zwänge. Meine Erlebnisse und Entdeckungen zwischen Körper und Natur empfand ich als Einssein in mir. Meine Scheu war jedoch noch viel zu groß, mich den anderen mitzuteilen – aus der Angst heraus, daß meine romantisch-liebliche Welt nicht verstanden wurde. Für mich aber war das die Quelle meiner Kraft, und ich bin immer und immer zu dieser Quelle zurückgekehrt, nur daß ich nach und nach immer mehr begriff, was sie mir eigentlich bedeutete.

Dort war ich nichts als ein Stück Natur, erlebte die Stürme in den Laubwäldern über dem See, die Sonnenuntergänge, die Jahreszeiten. Wenn Sturm war, bin ich schon als Kind hinausgelaufen, ich wußte nicht, warum, hinaus und über die Felder, gegen den Sturm. Es war wie eine Explosion, ein Rasen, ein Wahnsinn. Ich hörte mich nicht mehr, nichts als das Rauschen und ein Fallen in endlose Tiefe, und immer weiter lief ich gegen den Sturm, bis ich nicht mehr konnte und hinfiel. Und während ich am Boden lag und die Erde roch, sie zwischen meinen Händen spürte, sah ich den rasenden Himmel über mir, und ich war glücklich. Als ich wieder Kraft hatte, bin ich aufgestanden und weitergelaufen, und es war, als gingen noch glühendere Stromstöße durch meinen Körper hindurch, die mir die Haare zu Berge stehen ließen. Was für eine Erklärung für Realisten, die mit beiden Beinen auf der Erde stehen! Für sie ist der aus dem sozialen Defizit kommende Junge ein Aggressionsgeladener, der über seine Emotionen große Bündel des Hormons Adrenalin freisetzt, so daß der gesamte Körper den Reinigungs- und Befreiungssatz vollenden kann.

Heute weiß ich, es war in der Tat die Ansammlung einer übergroßen Energie. Die Grenzbereiche mit meiner Leistung im Sport, das ist nichts anderes als der Sturm, den ich selber entfesselte. Und in dieser Grenzerfahrung erkenne ich viel von meinem Leben. Keine Information, keine Fakten, sondern mich als für mich einzigen, unmittelbaren Teil eines Ganzen. In der Hingabe sind sich die geplante Leistung, als ich erwachsen wurde, und das unbewußte Verlangen, als ich ein Junge war, wiederbegegnet. Die Hingabe wie das Glück fragen nie nach dem bequemsten Weg.

Angst vor Schmerz, Angst vor der Anstrengung, Angst vor der Leistung? Ich denke an Sisyphus, den die Götter dazu verdammt hatten, in alle Ewigkeit seinen Stein den Berghang hinaufzurollen, bevor der Stein kurz vor dem Gipfel zum Fuße des Berges wieder hinunterrollt. Seine Freude, schrieb Albert Camus, bestehe darin, daß ihm sein Schicksal gehört. Denn »ohne Schatten gibt es kein Licht; man muß auch die Nacht kennenlernen«. Und am Ende die Sätze: »Der Kampf gegen Gipfel vermag ein Menschenherz auszufüllen. Wir müssen uns Sisyphus als einen glücklichen Menschen vorstellen.«

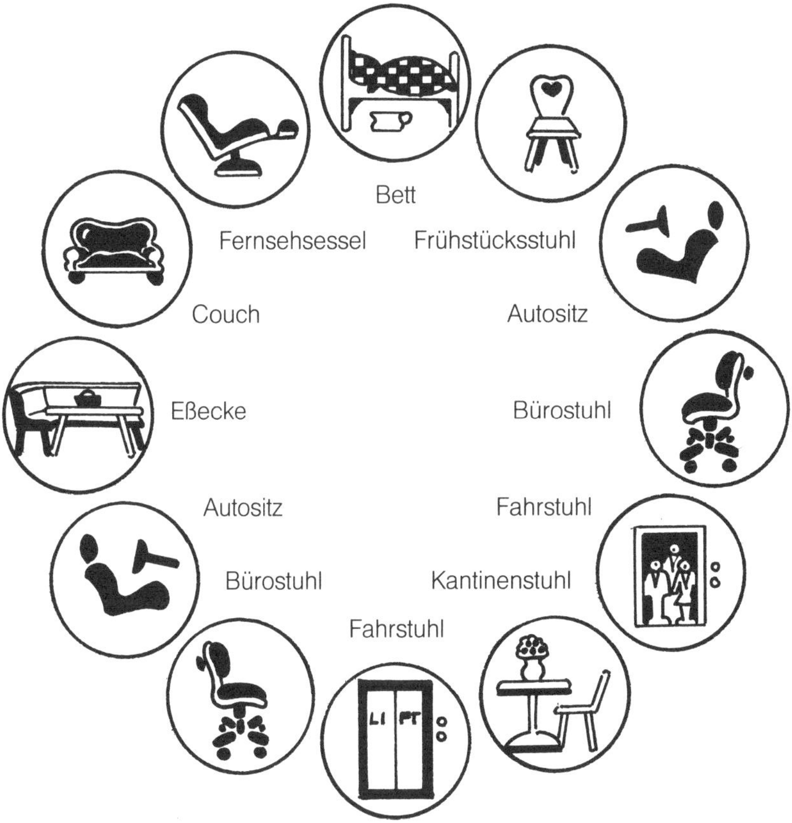

Sieht so Ihr Tagesablauf aus?

Wenn das der Fall ist, dann wird es höchste Zeit, etwas zu unternehmen. Wenn dazu noch schnelles Ermüden, Schwindelgefühle oder gar Arm- und Herzschmerzen auftreten, kann es fünf vor zwölf sein.

Um der Managerkrankheit erfolgreich zu begegnen, sind Sport und regelmäßiges körperliches Training die sinnvollsten Maßnahmen. Was darüber hinaus positiv auf die Psyche wirkt, wird der einzelne im Verlauf der Übungen erfahren.

Sport und Organismus

Wie vor Jahrtausenden unterliegt auch der heutige Mensch denselben biologischen Grundgesetzen. Einen Unterschied gibt es jedoch: Früher war er mehr von der Leistungsfähigkeit der Organe und Muskeln abhängig.

Dieses Erbgut entscheidet auch heute gewissermaßen über unsere Leistung, die nur durch quantitative und qualitative Beanspruchung des Körpers möglich ist. Die Faustregel könnte auch heißen: Alles, was man nicht gebraucht, verkümmert. Durch den Schwund muskulärer Arbeit ist in allen hochtechnisierten Ländern selbstverständlich die Schwächung der Organstrukturen mit begleitenden Regulationsstörungen die Folge. Der Sport und körperliches Training ist für unsere Gesellschaft deshalb aus meiner Sicht eine Therapie fürs Überleben. Unsere sozialen Errungenschaften werden plötzlich zu Hindernissen eines erfüllten Lebens. Der Sport ist aus gesundheitlichen Gründen notwendig und als Gegengewicht zur einseitig nervalen Beanspruchung anzusehen.

Aus medizinischer Sicht ist Sport nicht mehr als »zweckfreies, lustbetontes Tun« oder »die schönste Nebensache der Welt« zu definieren, sondern als eine absolute biologische Notwendigkeit zu sehen.

Alle körperlichen Beanspruchungsformen können nach fünf notwendigen Grundeigenschaften eingeteilt werden: Kraft, Schnelligkeit, Ausdauer, Beweglichkeit und Koordination. Jede dieser Eigenschaften besitzt unterschiedliche Auswirkungen auf den Organismus.

Das Training hinsichtlich Schnelligkeit, Kraft, Beweglichkeit und Koordination beeinflußt das Zusammenspiel von Zentralnervensystem und Skelettmuskulatur sowie die Strukturen von Muskeln, Sehnen und Bändern. Der gesamte Halte- und Bewegungsapparat des Körpers wird positiv beeinflußt. Aber es ist hiermit nicht möglich, irgendwelche nützlichen Anpassungser-

Die Voraussetzungen des »Otto-Normal-Sportlers« sind gar nicht so schlecht

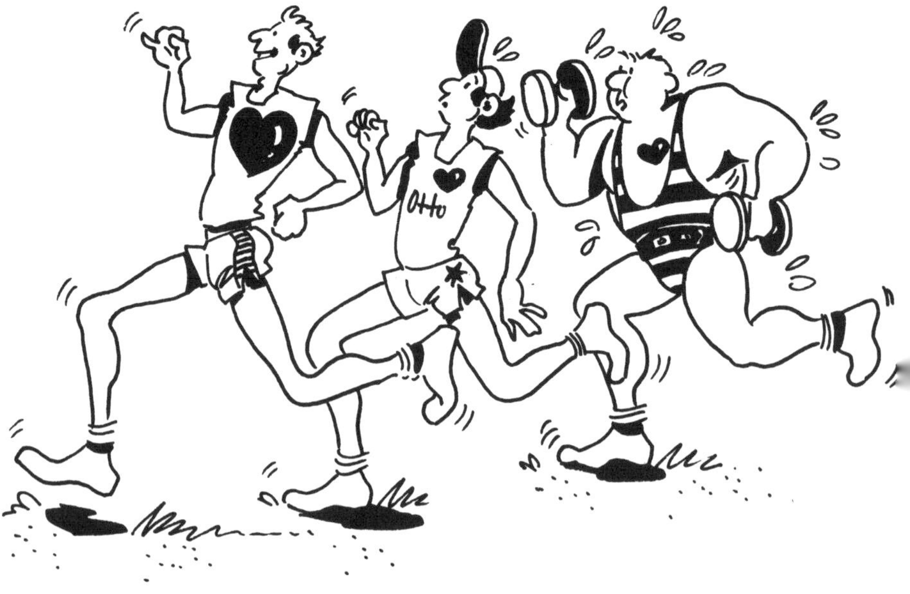

scheinungen an inneren Organen zur Prävention von Herz-Kreislauf-Erkrankungen zu erzielen. Ein Hochleistungsturner, ein Gewichtheber oder ein Weltklasse-Sprinter hat beispielsweise eine Leistungsfähigkeit von Herz, Kreislauf und Stoffwechsel, die kaum über den Durchschnittswerten von gleich schweren und gleichaltrigen untrainierten Menschen liegt. Auch ein intensives, tägliches Training in diesen motorischen Beanspruchungsformen führt zu keinen biochemischen Veränderungen hinsichtlich der Herz-Kreislauf-Verbesserung.

Die gesundheitliche Bedeutung vornehmlich von Krafttraining und Beweglichkeitsübungen liegt in der Vorbeugung von altersbedingten Leistungsverlusten. Große Bedeutung hat sowohl aus der Sicht der Orthopädie als auch aus der Sportmedizin der altersbedingte Verlust an Muskelmasse. Der Durchschnittsmensch verliert ohne Training zwischen dem 25. und 70. Lebensjahr etwa 40 Prozent seiner gesamten Muskulatur. Sie ist aber nicht nur für die Bewegung des Körpers erforderlich, sondern stellt neben der Leber die wichtigste chemische »Küche« im Sinne der Stoffwechselprozesse dar. Um so wichtiger ist der Erhalt dieser Muskulatur. Dazu genügt eine tägliche drei- bis fünfsekündige Belastungsdauer der Muskelgruppen mit etwa zwei Dritteln Belastung der Maximalkraft (bei fünfmaliger Wiederholung). Man kann diese Übungen natürlich auch in eine Gymnastik, die zu Hause oder im Hotelzimmer durchgeführt wird, einbauen.

Dabei ist zu beachten: Hat man in irgendeiner Form mit Herzbeschwerden zu tun, ist ein Krafttraining nicht empfehlenswert, da bei der sogenannten Preßatmung Blutgefäße im gesamten Körper gequetscht werden. Die motorische Beanspruchungsform Schnelligkeit ist sowohl im Sinne der Grundschnelligkeit (etwa 100-Meter-Lauf) als auch in dem der Schnelligkeitsdauer (etwa 400-Meter-Lauf) ohne eine bemerkenswerte gesundheitliche Bedeutung. Ältere Personen sollten Schnelligkeitsbelastungen der genannten Arten meiden, da sie mit Risiken verbunden sind (Muskel- und Sehnenverletzungen). Somit verbleibt nur die Ausdauer.

Erkrankungen durch Bewegungsmangel

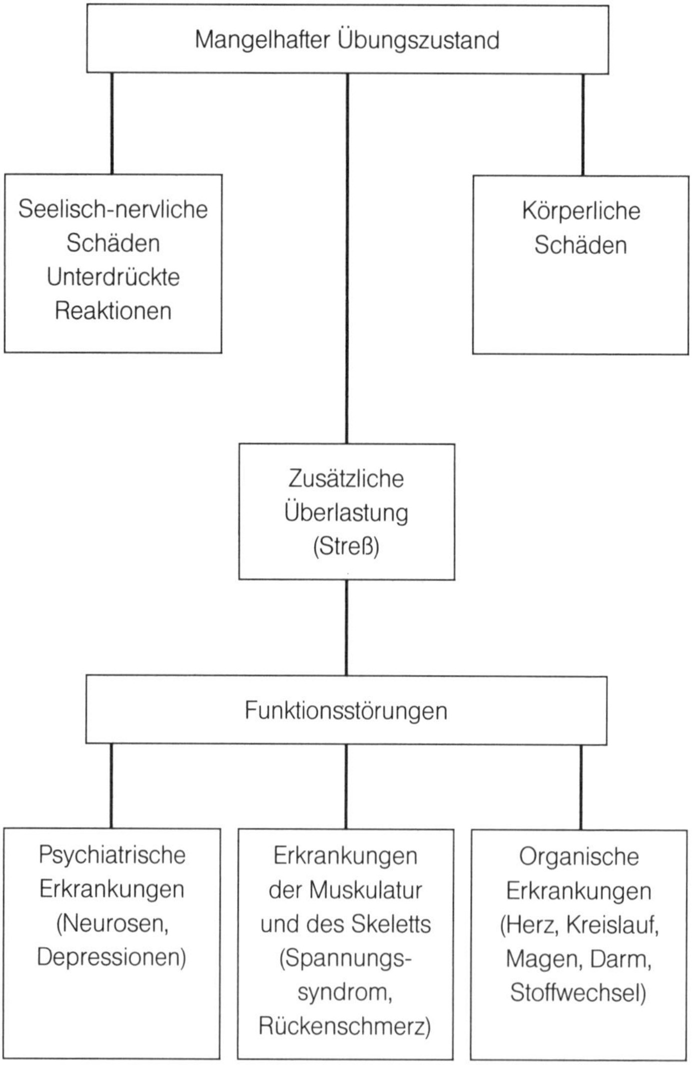

Ausdauertraining

Von Ausdauertraining ist dann zu sprechen, wenn folgende Bedingungen erfüllt sind:

1. Beanspruchung großer Muskelgruppen (80 bis 85 Prozent) durch Laufen, Radfahren, Skilanglauf oder Schwimmen.
2. Die Belastungsdauer sollte mindestens dreißig bis vierzig Minuten an einem Stück betragen und zweimal wöchentlich wiederholt werden, wenn es gesundheitlich optimal sein soll. Bei untertrainierten Personen erbringt aber schon ein einmaliges wöchentliches Training dieser Art einen nützlichen Effekt.
3. Die Belastungsintensität sollte sich bei gesunden Personen nach der Faustregel richten: 150 Puls pro Minute bis fünfzig Jahre, minus Alter über fünfzig Jahre.

Wichtig! Der Belastungspuls beginnt bei 120 Puls pro Minute, die Erholung vom höchsten Belastungspuls zum Ausgangsbelastungspuls (also zum Beispiel von 150 zurück auf 120) sollte bei gutem Trainingszustand nach einer Minute, spätestens aber nach drei Minuten erfolgen! Sonst war die Belastung zu groß!

Vom Leichten zum Schweren!

Unter diesen Voraussetzungen kommt es zu Anpassungserscheinungen im gesamten Organismus. Sie bewirken eine optimale Herzarbeit und eine Senkung des Sauerstoffbedarfs der Herzmuskulatur. Positive Veränderungen im Fettstoffwechsel (Cholesterin) lassen sich dann feststellen.

Die genannten trainingsbedingten Veränderungen können selbst noch von jahrzehntelang Untrainierten bis etwa zum 70. Lebensjahr in Anspruch genommen werden. Besonders aber kann durch ein Ausdauertraining der altersbedingten Leistungsschwäche von Herz, Kreislauf, Atmung und Stoffwechsel entgegengewirkt werden. Wie sportmedizinische Untersuchungen ergaben, ist es im wahrsten Sinne des Wortes möglich, »zwanzig Jahre lang vierzig Jahre alt zu bleiben« (Hollmann).

Auch die Durchblutung des Gehirns wird schon bei leichten sportlichen Belastungen deutlich verbessert, was mit zahlreichen Veränderungen hormoneller Natur verbunden ist. In Verbindung mit anderen Stoffwechselprozessen im Gehirn ist das Wohlbefinden zu erklären, das ich auch persönlich als Sportler während und nach dem Sport empfunden habe. Man befindet sich in einer gelösten Stimmung, aus der man optimistischer die Daseinskonfliktsituationen bewältigt. Außerdem wirkt man automatisch dem Streß entgegen.

Was ist Streß? Die Antwort: Angst zu haben, das Ziel nicht zu erreichen.

Vor Aufnahme eines sportlichen Trainings sollte der Gesundheitszustand von einem Sportarzt beurteilt werden, der die Leistungsfähigkeit erfaßt und über vorhandene Schäden oder Krankheiten, die durch den Sport verschlimmert werden können, Aufschluß gibt. Eine solche sportliche Eingangsuntersuchung ist besonders jenseits des 35. Lebensjahres von Bedeutung.

Bei der Durchführung eines Ausdauertrainings ist Vorsicht geboten, wenn

1. eine erhöhte Körpertemperatur aufgrund einer Infektion vorliegt;
2. der Magen voll ist;
3. die Umgebungstemperatur höher als 28° Celsius ist (erforderlich ist eine temperaturgemäße Sportbekleidung wegen des Hitzestaus, da der Schweiß eine Kühlfunktion übernimmt und Verdunstungskälte erzeugt);
4. man sich in Höhen von 1500 bis 2500 Metern befindet (hier ist eine fünfzehnminütige Anpassung unbedingt notwendig).

Personen, die eine Ausdauersportart betrieben und einen zusätzlichen Kalorienverbrauch von 2000 kcal wöchentlich aufwiesen, hatten eine um 64 Prozent geringere Rate an koronaren

Herzerkrankungen zu verzeichnen. Andererseits wiesen früher einmal aktive Sportler oder sogar erfolgreiche Hochleistungssportler, die ihre sportlichen Aktivitäten mit dem Ende ihrer sportlichen Laufbahn eingestellt hatten, eine ebenso hohe Gefährdung wie lebenslange Nichtsportler auf.

Der regelmäßig betriebene Sport besitzt also eine starke Schutzfunktion für das Herz. Bewegungsmangel als ein Risikofaktor ist möglicherweise im negativen Sinne weniger bedeutsam als ein körperliches Training durch seine Auswirkungen im schützenden Sinne. Nicht zu vergessen sind die günstigen Auswirkungen auf Seele und Lebensgestaltung aufgrund des Erhalts körperlicher Leistungsfähigkeit im höheren Alter.

Die Ausdauer ist also entscheidend. Wenn Sie so wollen, besitzen Sie die gleichen Voraussetzungen wie ein 100-Meter-Sprinter, ein Gewichtheber oder ein Wettkampfturner!

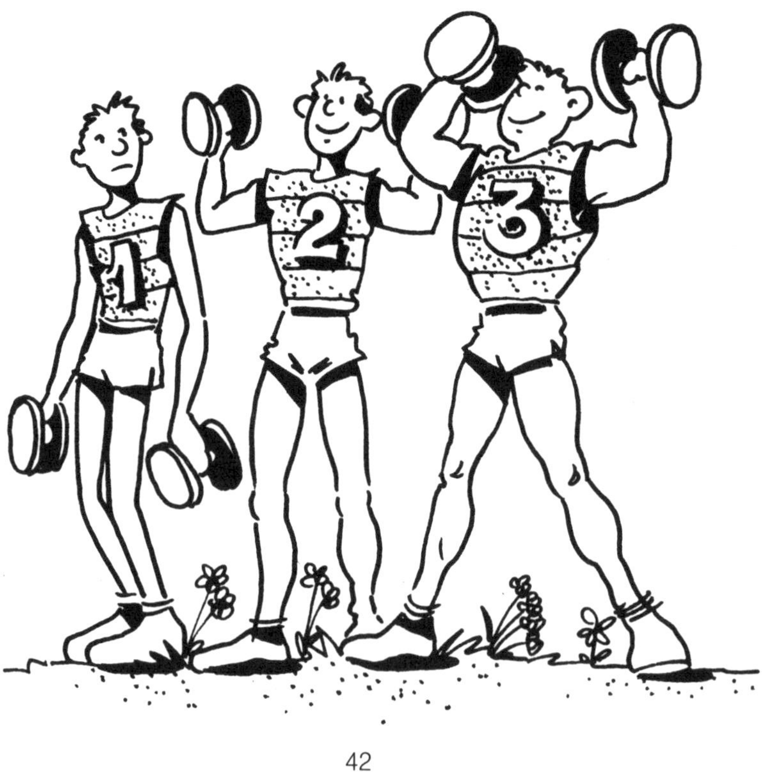

1
2
3

Das Drei-Stufen-Programm zu Ausdauer, Kraft und Beweglichkeit

*Stufe I**

1. Tag

5 Minuten schnelles Gehen 1 Minute Gehen 1 Minute Traben 1 Minute Gehen 2 Minuten Traben 1 Minute Gehen	Pulskontrolle! (nicht höher als 150 pro Minute)
10 Minuten Gymnastik	Dehnung, Beweglichmachung, Kräftigung
2 Minuten Traben 1 Minute Gehen 3 Minuten Traben	

2. Tag

2 Minuten Traben 1 Minute Gehen 3 Minuten Traben 1 Minute Gehen	Pulskontrolle (nicht höher als 150 pro Minute)
8 × 20 Meter Kniehebeläufe 8 × 20 Meter Hopserläufe	

* *für Anfänger*

10 Minuten Gymnastik	wie beim ersten Tag
5 Minuten Traben	
2 Minuten Pause	
2 × 10 Strecksprünge aus halber Hocke	
2 × 15 Bauchmuskel	Kräftigung
2 × 30 Sekunden Rückenmuskel	

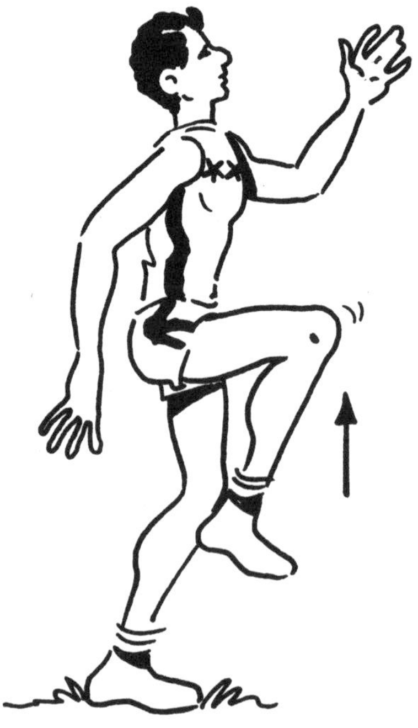

Kniehebelauf

3. Tag

»Lokomotive« = Traben	zwischen den Trabzeiten jeweils immer eine Minute Gehen
1 Minute	
2 Minuten	
3 Minuten	
4 Minuten	immer wieder Pulskontrolle (maximal 150 pro Minute)
5 Minuten	
4 Minuten	
3 Minuten	
2 Minuten	
1 Minute	
10 Minuten Gymnastik	wie beim ersten und zweiten Tag

6 × 30 Meter Kniehebeläufe
6 × 30 Meter Sprungläufe
2 × 15 Strecksprünge aus halber Hocke
2 × 15 Bauchmuskel (Rückenlage)
2 × 30 Sekunden Rückenmuskel (Bauchlage)

5 Minuten Traben

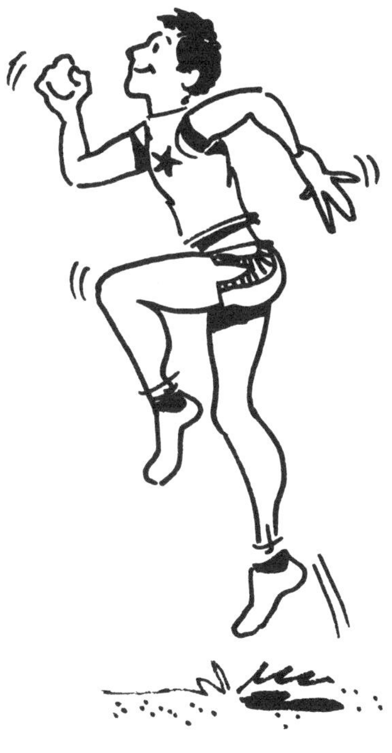

Hopserlauf

Strecksprung aus der halben Hocke

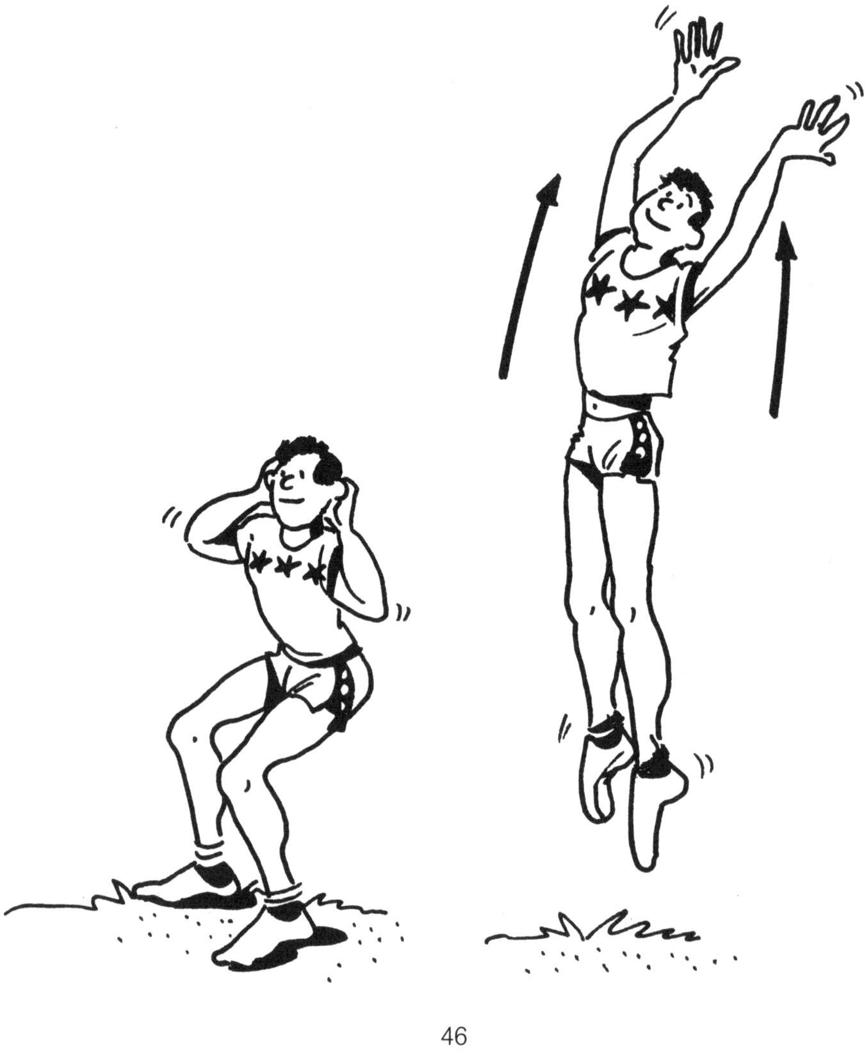

*Stufe II**

1. Tag

5 Minuten Dauerlauf	Steady state
1 Minute Gehen	
10 Minuten Dauerlauf	Pulskontrolle
10 Minuten Gymnastik	Dehnung, Beweglichmachung, Kräftigung
6 × 30 Meter Kniehebeläufe	
6 × 30 Meter Sprungläufe	
2 × 10 Strecksprünge aus tiefer Hocke	
2 × 10 Klimmzüge	
2 × 15 »Klappmesser«	Bauchmuskel
2 × 45 Sekunden Rückenmuskel	Bauchlage
5 Minuten Dauerlauf	

2. Tag

10 Minuten Dauerlauf	Steady state
10 Minuten Gymnastik	wie beim ersten Tag
8 × 30 Meter Kniehebeläufe	

* *für Bewegungserfahrene*

Ins and Outs:	
10 × 30 Meter Laufen (80%) und 30 Meter Traben (im Wechsel)	80% = vier Fünftel dessen, was geleistet werden kann
2 × 15 Strecksprünge aus tiefer Hocke	
2 × 15 Liegestütze	
2 × 15 »Klappmesser«	Bauchmuskel
2 × 45 Sekunden Rückenmuskel	Bauchlage
10 Minuten Dauerlauf	Steady state

Rückenmuskelübung

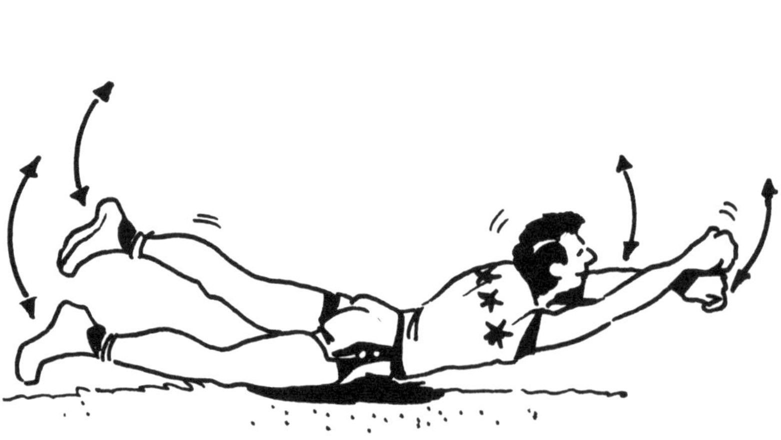

3. Tag

15 Minuten Dauerlauf	Steady state
10 Minuten Gymnastik	wie beim ersten und zweiten Tag
8 × 30 Meter Kniehebeläufe	
10 × 50 Meter (80%) mit Zurücktraben	
2 × 15 Strecksprünge aus tiefer Hocke	
2 × 15 Liegestütze	
2 × 15 »Klappmesser«	Bauchmuskel
2 × 45 Sekunden Rückenmuskel	
15 Minuten Dauerlauf	

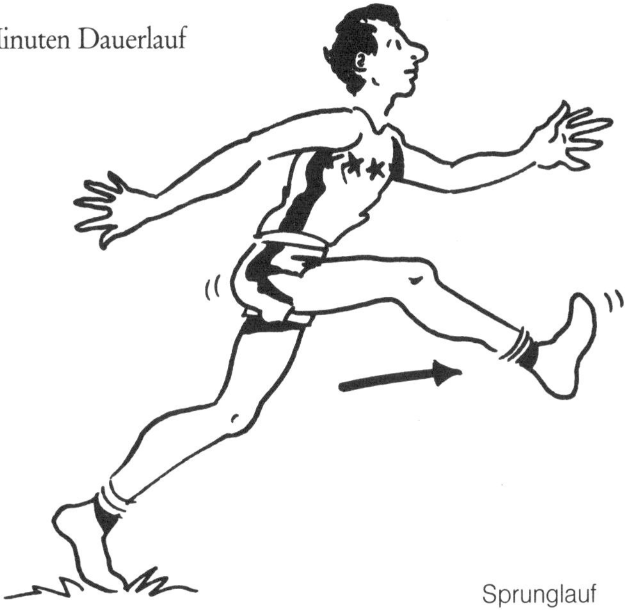

Sprunglauf

Sit-ups für den Bauchmuskel

leicht

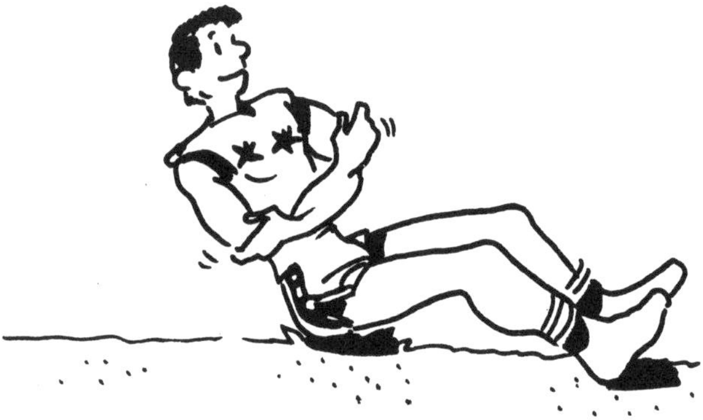

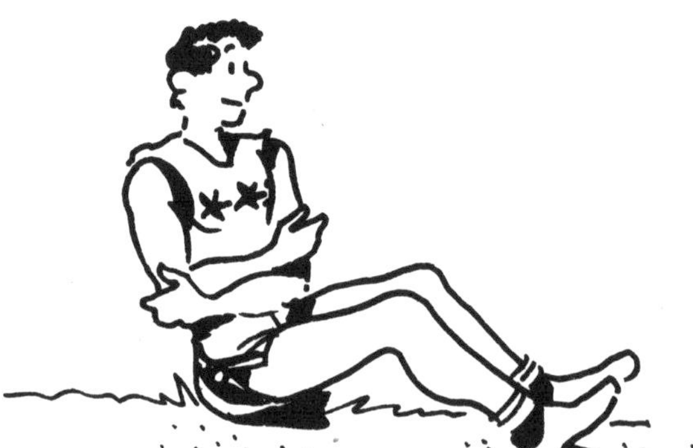

schwer

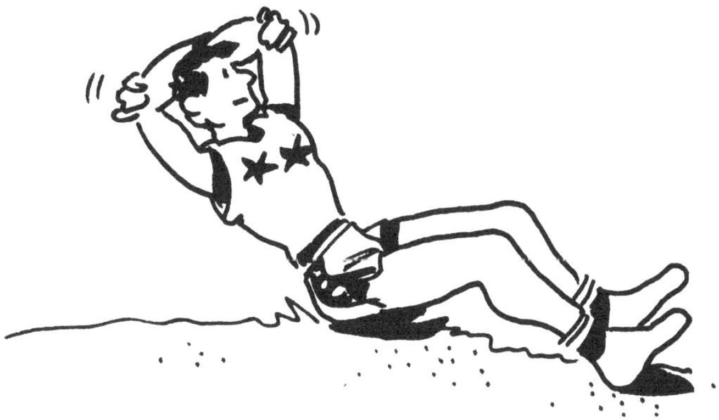

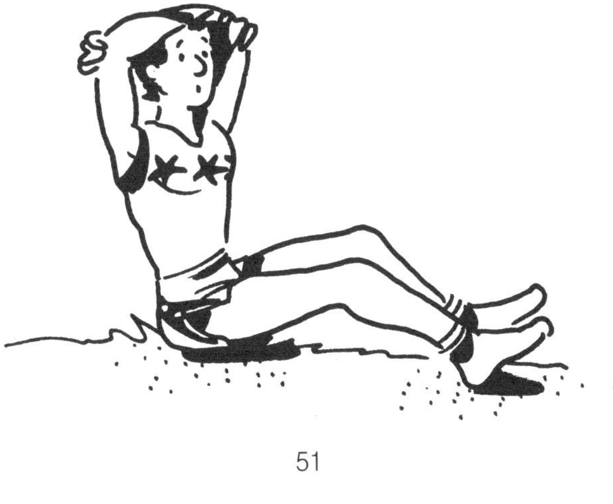

»Klappmesser«-Übung für den Bauchmuskel

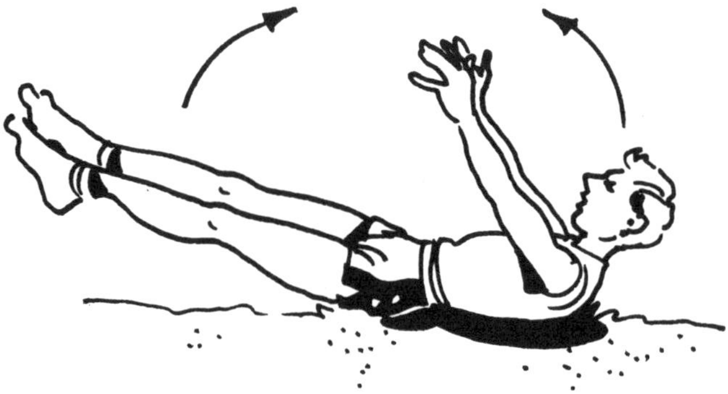

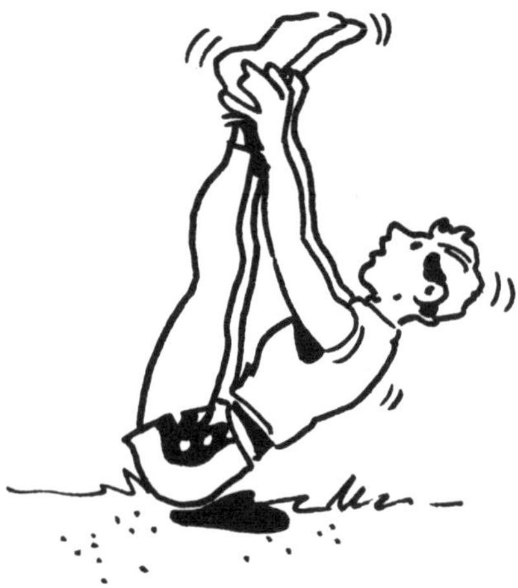

*Stufe III**

1. Tag

15 Minuten Dauerlauf	Steady state
15 Minuten Gymnastik	Dehnung, Beweglichmachung, Kräftigung
2 Steigerungen über 150 Meter bis 90%	
8 × 30 Meter Kniehebeläufe 8 × 30 Meter Sprungläufe	
»Lokomotive«	
100 Meter	60%
200 Meter	
300 Meter	zwischen den Läufen
400 Meter	100 Meter Trabpause
300 Meter	
200 Meter	
100 Meter	
Kraft: 2 Runden Kraftmaschine	Ersatz (2 Runden):
6 × 8 Bankdrücken	4 × 20 Liegestütze
6 × 8 Beindrücken	4 × 20 Strecksprünge
2 × 15 Bauchmuskel	4 × 15 Klimmzüge
2 × 15 Rückenmuskel	2 × 15 Bauchmuskel
	2 × 15 Rückenmuskel
15 Minuten Dauerlauf	Steady state

* *nur für wirklich Hochtrainierte und Leistungssportler*

2. Tag

15 Minuten Dauerlauf	Steady state
10 Minuten Gymnastik	
3 Steigerungen über 150 Meter bis 90%	
8 × 30 Meter Kniehebeläufe 6 × 50 Meter Sprungläufe	
10 × 100 Meter	80%
90 Sekunden Trabpause	
2 × 200 Meter	80%
2 Minuten Gehpause	
Kraft: 4 Runden Kraftmaschine	Ersatz: 4 Runden wie beim ersten Tag
15 Minuten Dauerlauf	Steady state

Liegestütz

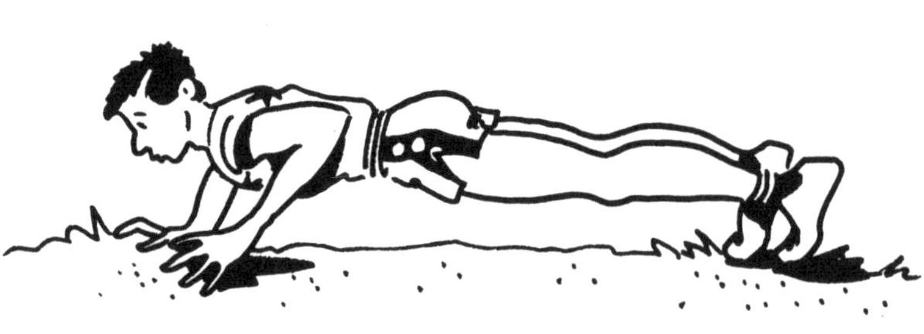

3. Tag

30 Minuten Dauerlauf	Steady state
10 Minuten Gymnastik	
4 Steigerungen über 150 Meter bis 90%	
8 × 30 Meter Kniehebeläufe 8 × 50 Meter Sprungläufe	
3 × 200 Meter	in 32 bis 35 Sekunden
2 Minuten Pause	
2 × 300 Meter	in 48 bis 52 Sekunden
2 Minuten Pause	
1 × 500 Meter	in 90 bis 95 Sekunden
3 Minuten Pause	
Kraft: 6 Runden Kraftmaschine	Ersatz: 6 Runden wie beim ersten Tag
15 Minuten Dauerlauf	Steady state

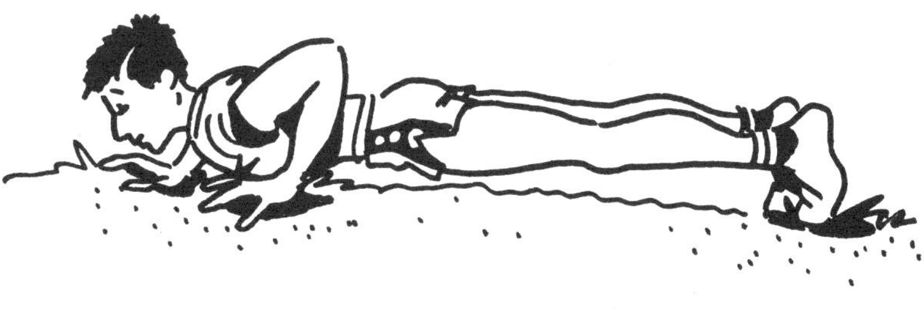

Kein Kaffeeduft

Am zweiten Tag lasse ich nur die Zeit arbeiten. Keine Sekretärin, kein Telefon, keine Akten – nichts als der blaue Himmel, der sich im See spiegelt, die Weite der Felder, das Licht, die wandernden Schatten. Wann wird denn gefrühstückt, fragen sie, was gibt es, und ich antworte, ihr wißt ja, was hier wächst und was man essen kann. Keinen Hauch von Kaffeeduft, keine Brötchen. Tee von wilder Minze und nichts zu beißen – das Grünzeug zählt noch nicht.

Am Schlußtag eines Camps erzählte mir einer von seinem inneren Dialog an diesem zweiten Tag. Mehr oder weniger ähnlich denkt jeder von ihnen im Laufe dieses Tages so: Jetzt hat er mir das Geld abgenommen und meine Wertsachen, sogar meine Uhr. Wenn ich doch wenigstens wüßte, wie spät es ist, dann hätte ich wenigstens etwas, woran ich mich halten könnte. Natürlich könnte ich abhauen. Wieso haue ich eigentlich nicht ab? Ich sage einfach, daß ich Holz sammeln gehe. Malente ist ja zu Fuß zu erreichen. Wenn wir Durst haben, sollen wir Wasser trinken. Und dann predigt er uns noch den Hunger als etwas Wunderbares. Da hat er natürlich recht, der Gepard bringt seine große Leistung, wenn er Hunger hat und jagt. Mit vollem Bauch rennt der keine neunzig Kilometer pro Stunde. Nur daß ich kein Gepard bin und Hunger habe, und wenn ich nicht bald was zu essen kriege, nicht mal mehr neunzig Meter weit laufen werde. Und dafür habe ich noch Geld bezahlt. Der kassiert unser Geld und hat selbst kaum Kosten. Kein schlechtes Geschäft, und wahrscheinlich hat er irgendwo was zu essen vergraben, und wenn wir schlafen, frißt er sich voll.

Dieser zweite Tag ist der Tag der falschen Fährten. Noch versuchen sie, ihre Rolle aus dem Berufsleben deckungsgleich in diese Welt zu übertragen. Sie spielen sich selbst, und die ersten zaghaften, am Tag zuvor beim Holzhacken entstandenen Bindungen lösen sich wieder auf. Im Ton kameradschaftlich, innerlich jedoch distanziert, auf der Hut vor dem anderen, bedacht, keine Schwäche zu zeigen, so gehen sie miteinander um. Wie sie es auf dem Weg ihrer beruflichen Karriere gelernt haben. Sich bloß nicht in die Karten sehen lassen!

Ich vertraue der Zeit. Unendlich dehnt sich der Tag über den winzigen Flecken unseres Camps. Die Zeit, die sie aneinander fesselt, wird sie einander näherbringen. Wir hören eine Singdrossel, sie singt fast genauso schön wie die Nachtigall. Wir unterscheiden einen Buchfinken von einer Kohlmeise und finden, daß auch der Zilpzalp eine wunderschöne Strophe hat. Ein Greifvogel mit breiten Schwingen, die den stumpfen Schwanz überragen, dreht über dem Roggenfeld Kreise. Ein Bussard natürlich, der Habicht hat einen im Verhältnis längeren Schwanz, der Falke gewinkeltere Flügel. Nadelholz eignet sich am besten zum Feuermachen, aber es muß trocken

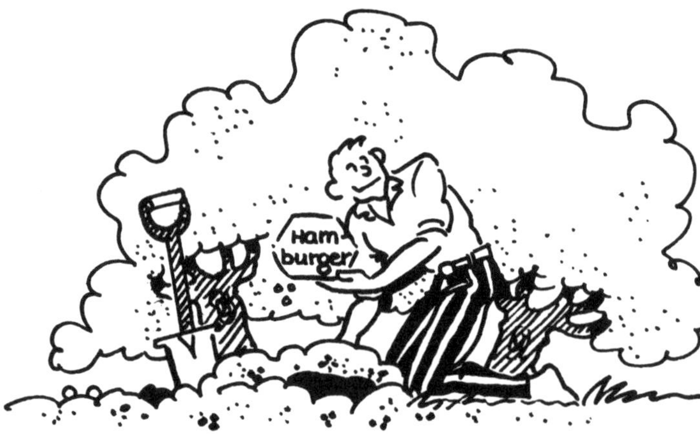

sein. Manchmal sieht das Holz von außen trocken aus, aber es ist nicht durchgetrocknet, darum ist es besser, es vorher mit der Axt aufzuspalten.

Ich lasse sie arbeiten, um sie zu schwächen, ihre Widerstände, ihre Blockaden zu durchbrechen. Wir fangen an, ein Baumhaus zu bauen, wir bauen eine Brücke über den Bach, bessern das Kanu aus, die Hütte, in der wir schlafen. Nach und nach merken sie, wie wenig ihr Körper auf Belastung eingestellt ist. Gewohnt, die Kraft ihrer beruflichen Funktion unmittelbar wirksam zu sehen, erleben sie, wie unzureichend die Kraft ihrer Körper ist, wenn sie Baumstämme tragen, Steine schleppen, Holz schlagen müssen.

Ich sage, wißt ihr, die Natur ist wunderschön, aber sie ist brutal in dem Moment, da man von ihr abhängig ist. Wir machen ein gemeinsames Sportprogramm: Laufen, das mehr ein Traben ist, und Gymnastik. Wir versuchen, für den nächsten Tag einen Karpfen zu fangen. Waten durch das Schilf, den Fisch in eine flache Ecke des Sees zu treiben, müssen uns gegenseitig stützen in diesem ekelhaften schlammigen Grund. Es war schließlich egal, wer den Karpfen erwischt hatte, es war unser Karpfen, und wir alle hatten ihn gefangen. Mit unserem primitiven Werkzeug versuchten wir, das Baumhaus zu bauen, und wir waren sehr aufeinander angewiesen, auf die Geschicklichkeit des anderen wie auf seine Ideen.

Geschicklichkeit und Idee des einzelnen begannen sich sofort umzusetzen in einen Erfolg der Gruppe. Langsam schwanden die Begegnungs- und Berührungsängste. Der Hunger hatte sie müde gemacht. Die Fülle der Zeit spornte ihre Phantasie an, die Ermüdung besänftigte ihre Aggressionen. Wir setzten uns in einem Kreis zusammen, um zu meditieren.

Dicht an dicht, die Füße im Kreis zueinandergestreckt, saßen wir, unseren Nachbarn links und rechts um die Schulter gefaßt. »Versucht, euch zu fühlen, fühlt euren Körper, und bezieht den Körper eures Nachbarn mit ein«, erklärte ich, und ich spürte, wie unwillig sie diesen Körperkontakt auf sich nahmen. Eine Mischung von Scheu, Abneigung, Verspannung, während über ihre Haut fortwährend die Signale zum Nachbarn liefen. »Atmet ganz gleichmäßig, und versucht euch zu entspannen. Versucht alle eure Hemmungen abzulegen, alles, was euch stört auf dem Weg zu euch selbst. Versucht alles auszuschalten, versucht ganz ihr selbst zu sein.«

Und in mir sehe ich die verspannten Gesichter, die anfangs gequälten Stirnen, wie sie sich anstrengen, entspannt zu sein, wie sie an sich arbeiten, sich zu lösen von dem, was sie daran hindert, diese Situation vollkommen zu genießen, aufzugehen in die Gerüche vom See, von den Feldern, und sie spüren, wie sie sich langsam zu lösen beginnen, zurückkehren zu dem vergessenen Ich. Ihre geschwächten Körper helfen langsam den Widerstand zu brechen, und die ersten hellen Strahlen scheinen durch einen winzig geöffneten Türspalt.

Am Abend sind sie sehr müde, sehr hungrig, und etwas Neues hat in ihnen begonnen, wirksam zu werden. Sie haben sich über unreife Brombeeren gestürzt, sie haben angefangen, den Tee von wilder Minze zu schätzen, sie haben die ersten Salate zusammengestellt, sie sind glücklich gewesen über Meerrettichwurzeln in einem verwilderten Garten, sie haben Himbeeren verschlungen, ohne auf Maden zu achten. An diesem Abend genießen sie nicht die Sonne, wie sie langsam sich rötend die Felder in ein intensives, strahlendes Licht taucht, wie sie versinkt und der Himmel über dem Horizont zu leuchten beginnt. Bald schlafen sie ruhig und fest.

Entspannung durch Konzentration

Wenn ich mich fühle, erfahre ich meinen Zustand. Wenn ich mich fühlen kann, kann ich meinen Zustand verändern.

Über das autogene Training finde ich zu meinem Körper zurück. Er wird spürbar. Ich konzentriere mich auf meinen Körper und kontrolliere alle Stufen, lasse mich los, löse mich von meinem Bewußtsein, meinen Gedanken oder Problemen, um ihnen später wieder zu begegnen, in einer anderen Dimension allerdings, in der ich nicht mehr bin, aber doch bin – als Teil des riesigen Kraftfeldes unseres Universums. An stufenweise erlernbaren Konzentrationsübungen erlange ich die Kontrolle über meinen Atem, meinen Herzschlag, ich kann Wärme und Kälte in mir erzeugen, ich beginne auf mich selbst zu sehen, ohne von meinen Konflikten, Problemen, von den Bedrängungen des Tages, des Augenblicks gestört zu sein.

Mit siebzehn lernte ich durch Zufall bei einem kurzen Krankenhausbesuch einen indischen Arzt kennen, der mir etwas über Yoga, Strahlen aus der zweiten Welt und übersinnlichen Kräften erzählte, die einen Menschen über alle Abgründe tragen können. Ich mußte innerlich lächeln, nickte ihm jedoch wohlwollend entgegen – einem Gesicht, das friedliche Gelassenheit ausstrahlte. Er sagte auch, es sei viel Kraft in mir, ich müsse sie nur erkennen.

Über das autogene Training kann ich im Zustand der Bewegungslosigkeit eine gewisse körperliche Arbeit verrichten. Über Konzentration und Willen baue ich mental eine Spannung in mir auf, den Pulsschlag hochzutreiben.

Wir wissen schon lange, daß Spannungsfelder im zentralen Nervensystem körperliche Reaktionen erzeugen und daß umgekehrt körperliche Spannungen auf unser Nervensystem wirken. Wer seelisch krank ist, der ist in großer Gefahr, auch körperlich krank zu werden. Wer körperlich krank ist, kann sich über das autogene Training die Gesundheit seiner Seele erhalten oder wiederherstellen. Denn die Energie, die ich über die Entspannung und Regeneration des autogenen Trainings freisetze, möchte ich mit jener Energie vergleichen, die während unserer Träume wirksam ist, wenn wir in wenigen Sekunden riesige Zeiträume, vielleicht unser ganzes Leben träumend erleben – eine Energie aus unserem zentralen Nervensystem, eine Energie für unseren Alltag. Ein Mensch, der permanent unter Zeitdruck steht und nicht die Möglichkeit hat, durch eine halbe Stunde Mittagsschlaf abzuschalten, der kann mit Hilfe des autogenen Trainings innerhalb von Minuten über die totale Entspannung die Erholungsintensität von einer oder gar zwei Stunden erreichen.

Ich sitze in einem Sitzungssaal, und die Verhandlungen sind langwierig und ermüdend. Müdigkeit überfällt mich. Ich muß mich selbst aktivieren, damit ich leistungsbereit bin. Über das autogene und mentale Training habe ich gelernt, höheren Erregungszustand, höhere Pumpleistung meines Herzens, höhere Sauerstoffversorgung meines Gehirns zu erreichen. Ich sitze unter den anderen. Einige sehen mich an, aber es stört mich nicht, weil man nichts sehen kann – außer gewissen Veränderungen an den Augen. Dann wird auf einmal alles zeitlos, die Bilder bleiben stehen und verschwimmen ganz schnell. Ich lasse mich los, löse mich für Augenblicke von allen Wahrnehmungen – und mein liebenswerter Befehl erfüllt sich nach zwanzig Jahren Übung auch ohne Formel. Eine ganz kurze Zeitspanne hat genügt, ich bin wie neu.

Als Athlet habe ich diese erlernbare Fähigkeit dazu benutzt, um die Bereitschaft für maximale Belastungen zu schaffen, so zum Beispiel meine Reflexe zu verbessern. Vor dem Start zum 100-Meter-Lauf habe ich auf diese Weise meinen Puls von 70 Schlägen in der Minute auf 200 gebracht. Ein Pulswert, den man normalerweise nur unter Höchstbelastung erreicht und den man auch nicht lange durchhalten kann, weil er – zu lange hochgereizt – eine Art »Ausbrennen« bewirkt. Aber in diesem wichtigen Augenblick unmittelbar vor dem Start hat mich der rasende Puls in einen Zustand höchster Erregung und Reaktionsfähigkeit versetzt.

In meiner Zehnkampfzeit hatte ich selten einen Trainer, der meine technischen Übungen kontrollierte und analysierte. Das autogene und mentale Training hat mir zur Selbstanalyse verholfen. Die ideale Bewegung, die saubere Technik habe ich mir bei den Spitzenathleten abgeguckt und zu meiner eigenen Bewegungsvorstellung gemacht. Über das mentale Training habe ich diesen idealen Bewegungsvorgang in meinem Körper gewissermaßen vorerlebt.

Ich ging beim Diskuswerfen beispielsweise in den Ring, um die in meinem Unterbewußtsein eingeprägte Bewegung auszuführen, während ein Teil meines Bewußtseins die Bewegungsfehler, die ich bei diesem Versuch machte, analysieren konnte. Es war, als liefen zwei Bewegungen in mir gleichzeitig ab: die im Unterbewußtsein vorerlebte und die konkret nachvollzogene. Über das Yoga und das autogene Training hatte ich meinen Körper fühlfähig gemacht, die Unterschiede zwischen beiden Bewegungsvorgängen zu erleben und zu erkennen. Am Anfang war es sehr schwer, weil drei Jahre Yoga-Erfahrung – von denen ich mich erst zwei Jahre außerhalb des Systems befand – nur totale Bilder ermöglichten. Mitten im Training, meistens in den Ermüdungsphasen, schuf ich Wettkampfsituationen, so daß ich mich später im konkreten Wettkampf über die eigenen Spannungszustände selbstsicherer und risikoreicher weggeben konnte. Ich habe dieses Training später auf die Konflikt- und Streßsituationen des beruflichen Lebens übertragen können.

Das stufenlose Körpererlebnis

In den Anfangsphasen sollten Anfänger bewußt ihren Körper abtasten und die dabei erfühlten Bilder geistig nacherleben. Mit geöffnetem Mund konzentriere ich mich auf die Stelle über und zwischen den Augen und leite den gesamten Entspannungsvorgang ein. Über diesen Punkt frage ich meinen Körper ab, und seine Teile laufen über ihn hinweg, wie ein Fotonegativ über eine starke Lampe läuft. Sie werden fühlbar, durchsichtig, und es beginnt ein Dialog zwischen mir und meinem Körper, und alle Zwänge und Drücke, die sich in unterschiedlichsten Regionen festgesetzt haben, werden behutsam aus dem Körper geleitet.

Nach einiger Übung ist man in der Lage, diesen Entspannungsvorgang blitzschnell einzuleiten, wo immer man sich aufhält, in welcher Situation man sich auch befindet. Mein Körper

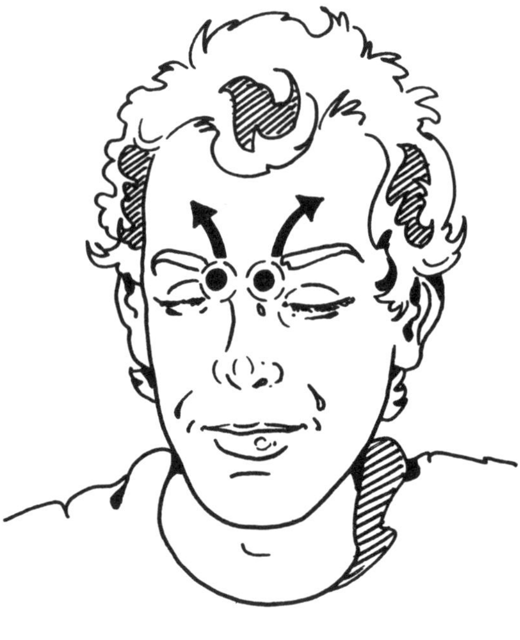

ist zur Ablenkungszentrale geworden, die meine Seele beruhigt. Das Gleichgewicht wird wiederhergestellt. Entspannung also durch Konzentration auf das Gefühl zum Körper und nicht durch Zerstreuung – entweder mit dem Griff zur Zigarette oder mit einem opulenten Essen oder mit Fernsehen. Aktivität im Ruhezustand, um aus dem Ruhezustand wieder in eine erhöhte Aktionsbereitschaft zurückzukehren.

Für den Anfänger ist dieser Prozeß nur langsam erlernbar, und er benötigt mechanische Hilfen dabei, beispielsweise seine Fingerkuppen. Wenn ich von Kopfschmerzen geplagt werde, kann ich mit den Fingerkuppen über meine verspannte Stirn streichen, mich auf diese Stelle konzentrieren, meine Formel eingeben: Die Verspannung löst sich, und die Kopfschmerzen

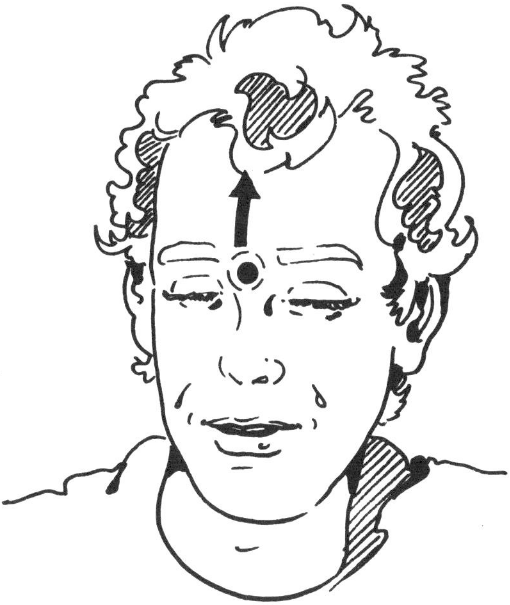

hören auf – und zwar ohne irgendeine Schmerztablette. Bei fortgeschrittenen Erfahrungen mit dem autogenen Training ist die Berührung der Körperzonen nicht mehr erforderlich, weil das erlernte und erfahrene Körpergefühl abrufbar geworden ist. Es ist dann zu einer tief im Bewußtsein verankerten Erinnerung geworden, die über die Vorstellung augenblicklich aktiv werden kann.

Den Körper mit den Gefühlen versöhnen

Seinen Körper fühlfähig machen heißt auch, seinen Körper mit den Gefühlen zu versöhnen, einig machen, auch wenn dieses Gefühl der Schmerz ist. Jeder hat schon einmal erfahren, wie sich seine Muskulatur anspannt, wenn er eine Injektion in den Arm oder ins Gesäß bekommen soll. Jeder Arzt sagt seinem Patienten in dieser Situation, versuchen Sie ganz locker zu sein und nicht die Muskeln anzuspannen. Das aber bedeutet, daß der Patient in diesem Augenblick in der Lage sein muß, sich nicht mehr gegen den Schmerz zu wehren, sondern ihn bewußt anzunehmen, denn nur so kann er überwunden werden. Selbst im Zahnarztstuhl, wenn auf das Nervensystem aus nächster Nähe der unvermeidlich einsetzende Schmerz die innere Abwehrhaltung den ganzen Körper verkrampfen und verspannen läßt, wird dieser Schmerz stärker und stärker. Besser ist es, ihn gelassen zu erwarten als etwas, das nun eintreten muß und natürlich ist. Selbstverständlich spürt man den Schmerz, denn autogenes Training kann die Schmerzerfahrung zunächst nicht auslöschen. Aber indem ich ihn akzeptiere und gelöst bin, erreicht er mich nicht mehr so unmittelbar und verläßt mich dadurch früher.

Die Angst vor dem Schmerz, die Angst vor dem eigenen Versagen im Berufsleben – das ist auch Schmerz. Die Kraft aus dem autogenen und mentalen Training kann man großartig in den zahlreichen Spannungsfeldern, in den Konfliktsituationen unseres täglichen Lebens einsetzen.

Ich sitze nach Feierabend noch im Büro, weil ich einen Vorgang noch unbedingt fertig machen muß. Morgen soll ich meinem Vorgesetzten darüber berichten. Ich sehe auf die Uhr, sehe, daß die Zeit kaum noch reicht. In diesem Augenblick kann die Blockade einsetzen, die meine Arbeit, mein klares Denkvermögen behindert. Als schüttete man in einen sehr großen Trichter mit einem winzigen Durchlaß eine große Menge Stoff. Der Durchlaß verstopft. Durch das autogene Training kann ich die Blockade aufheben, indem ich den Durchlaß weiter öffne, damit die Verkrampfungen herauslasse, dadurch ruhiger werde.

Oder ich fahre auf der Autobahn, und die Autobahn ist dicht, oder es regnet, und ich sehe, daß ich meinen Geschäftstermin nicht mehr pünktlich erreiche. Ich fahre schneller, die Zeit läuft mir unablässig davon. Der Druck in mir steigt. Ich fange an, gefährlich zu überholen, fahre riskanter und werde immer nervöser und aggressiver, und ich kann den Druck, der in mir immer unerträglicher wird, nicht loswerden. Er staut sich auf. Das Gefühl, mein Ziel nicht zu erreichen, beherrscht mich, und damit beherrscht es auch mein Denkvermögen. Über das autogene Training gerate ich in eine übergeordnete Rolle und kann meine Logik zurückgewinnen. Ich rechne die Kilometer, die ich noch zu fahren habe, den Schnitt, den ich unter größter Anspannung gerade eben erreichen könnte, und den Schnitt, den ich bei ruhiger Fahrweise erreichen werde, ich sehe auf die Differenz, und die Differenz beträgt nur zwanzig Minuten. Was mir auf der Autobahn widerfährt, läßt sich auf jede denkbare Drucksituation im Geschäftsleben und auch im Privatleben übertragen.

Die Welt der schönen Bilder

Das autogene Training ist aber nicht nur ein Dialog meines Ichs mit meinem Körper, es ist auch eine Welt der schönen Bilder. Diese Bilder, die in mir sind, Bilder, die ich erfahren habe, die möglicherweise weit bis in die Kindheit zurückliegen, über diese Bilder kann ich mich als Anfänger erfrischen, um Entspannung zu erreichen.

Ich rufe die Bilder in mir ab, wie ich die Körperpartien abgerufen habe. Ich sitze in dieser Konferenz, sehe die anderen Gesichter, und zugleich können in mir die Bilder von Himmeln, blühenden Wiesen, von Wind, der über Roggenfelder hingeht, entstehen, kann ich den Duft der Erde spüren und meine Lebenskraft fühlen. Die Situation der Verhandlung ist zugespitzt, und ich will und muß den Erfolg haben, aber die Kraft meiner inneren Bilder entschärft die Situation, die Ungeduld. Wer diese Erfahrung nicht gemacht hat, wird einwenden, wie er denn einer

Diskussion, einer Verhandlung folgen solle, wenn er diese friedlichen Bilder an sich vorüberziehen sieht? Er wird überrascht feststellen, daß er den Gesprächen viel intensiver folgen kann, weil ihn das autogene Training dazu befähigt hat, eine große Weite und zugleich eine hohe Konzentration zu besitzen. Während seine Gesprächspartner zunehmend in die Müdigkeit oder Verschärfung des Gesprächs hineintreiben, kehrt er plötzlich aus der Welt seiner Bilder zu ihnen gewissermaßen an den Tisch zurück, als hätte er gerade einen zehnminütigen Waldspaziergang gemacht. Er ist weggegangen, ohne daß sie es bemerkt haben. Er war in einer anderen Wirklichkeit, aus der er die konkrete Situation wie aus höherer, ruhigerer Warte betrachten und beurteilen konnte. Und seine Energien haben sich wieder aufgeladen.

Über den physischen und psychologischen Vorteil, den er auf diese Weise erringt, hat er plötzlich auch die Chance, seine Gesprächspartner in seinem Sinne zu überzeugen. Jeder Mensch strahlt jederzeit auf seine Mitmenschen aus, und er strahlt Gelassenheit, Geduld, Freundlichkeit aus. Seine positive Stimmung kann sich auf seine Verhandlungspartner übertragen, weil sie die Atmosphäre verändert und Gereiztheit sowie Aggression besser annehmen kann. Die Aggression annehmen: Das ist das Prinzip der Weide, die sich biegt und sanft zurückkehrt.

Natürlich ist dies alles auch über Einsicht und Vernunft zu erreichen, aber das autogene Training liefert, unabhängig von Temperament und Charakter, einen Schlüssel zu positiver Verhaltensweise. Mahatma Ghandi hat einmal erklärt, die einzigen Teufel, die in der Welt wären, befänden sich in unserem eigenen Herzen, und dort sei der einzige Platz, sie zu bekämpfen. Auf ein Schlagwort gebracht: Über das autogene Training könnten wir unsere Welt – wenn es auch nur die begrenzte Welt unserer täglichen Kontakte ist – friedlicher machen, indem wir selbst friedlicher werden.

Beispiel Berufsleben, die Machtkämpfe, dieses Abstecken der Territorien, die Aggressionen durch Rivalität, die unterdrückte wie die freigelassene. Das erfordert Energie. Doch Energie sollte nicht in der negativen Aggression verlorengehen, sondern sinnvoll umgeformt werden. Die Aggressionsfelder, die zwangsläufig im Arbeitsprozeß, im Geschäftsleben, im Miteinander unter den Menschen entstehen, werden nutzbar gemacht für sich selbst. Denn Aggression als negative Kraft ist im Grunde die reine Energieverschwendung. Über seine Kontrolle wird der Rohstoff Energie umgewandelt in einen Werkstoff, aus dem man etwas ganz anderes herstellen kann als Aggression.

Kinder entlasten sich spontan von ihrer Aggression, doch im Berufsleben muß ich den Spannungen standhalten. Eine Auseinandersetzung im Büro wegen einer Nichtigkeit – man prallt aufeinander, der andere wird gezwungen nachzugeben, man hat sich durchgesetzt. Was für ein trauriger Erfolg! Denn es war ein rein zweckgebundener Erfolg, der mit der eigenen Persönlichkeit kaum oder gar nichts zu tun hat. In dem Moment, da er errungen wurde, ist es auch schon vorbei. Überwinde ich aber meine Aggression, indem ich mich entspanne und sie annehme, erlange ich einen Erfolg, der unmittelbar mit meiner Persönlichkeit in Verbindung steht. Er ist praktisch aus ihr hervorgegangen.

Entspannt sein heißt lächeln können. Lächeln können heißt mit den Dingen leben können. Mit den Dingen leben können heißt, die Möglichkeit zu behalten, sie in seinem Sinne zu beeinflussen.

Liebe andere Menschen wie dich selbst. Aber wenn ich sie wirklich lieben können will, muß ich fähig sein, mich selbst zu lieben. Um mich selbst lieben zu können, muß ich mich fühlen, erfahren und achten können. Das bedeutet aber unter anderem auch: Ich muß mich so akzeptieren, wie ich bin.

Mich und den anderen als ganzen Menschen sehen und akzeptieren – über das autogene Training, über den Sport. Indem ich Erlebnisse mit meinem Körper habe, die immer unmittelbar auf mein Gefühl zurückwirken, kann ich Erfahrungen machen, die mich dazu befähigen, meine Fühlfähigkeit zu erweitern. Das verhilft mir zu einer Erneuerung meines Selbstgefühls, weil ich in eine uralte, allerdings vergessene Beziehung trete.

Natürlich ist der Sport nicht die einzige Möglichkeit, die uns zur Verwirklichung dieses Ziels zur Verfügung steht, aber er bietet uns ein für jeden zugängliches Erlebnisfeld an, viel weniger an persönliche Begabung gebunden als beispielsweise Musik.

Der mentale Erlebniszustand

Das mentale Training baut sich auf das autogene Training auf. Nur aus der tiefsten Entspannung heraus kann man größtmögliche Spannung abrufen. Die mentalen Kräfte müssen sich immer zu den bestimmten Bildern und Zielen in der Totalen entladen. In dieser mentalen Phase explodiere ich vor meinem geistigen Auge. Nach diesem verinnerlichten Vorerlebnis explodiere ich zum zweitenmal – aber jetzt in der Wirklichkeit (etwa beim Diskuswurf). In der autogenen Phase habe ich mir somit eine innere Disposition aufgebaut, von deren Plattform ich die mentale Phase erreiche. Denn mentales Training ist eine Vorstellung von sich selbst, die so weit führt, daß sie zur Gewißheit wird.

Ich stehe auf dem Podium eines großen Saales, und in dem Saal sind viele Menschen, die mir zuhören, die ich überzeugen will, und viele unter ihnen sind ablehnend. Wie muß ich sein, um sie zu erreichen? Ich muß stark und sicher sein, ohne die Fühlfähigkeit für sie zu verlieren, denn ich will und muß ja auf sie reagieren. Das bedeutet: Es hat keinen Sinn, in einem Panzer aus übertriebener Überzeugung und Selbstschutz dort hinaufzugehen, sondern ich muß dort oben der sein, der ich sein will, um sie zu erreichen. Das mentale Training stärkt diese Kraft, ohne mich zugleich unsensibel zu machen für die Situation. Es stärkt auch mein Vermögen standzuhalten, wenn mir Ablehnung entgegenschlägt, und ich bleibe fest, statt unsicher zu werden. Der Hund beißt den, der Angst vor ihm hat.

Während einer solchen Anspannung erlebe ich ein permanentes Wechselspiel zwischen der autogenen und mentalen Phase, zwischen erlebter Beruhigung und Weggeben. Die Spannung bleibt noch lange wach, und jedesmal habe ich das Gefühl, wie aufgeladen zu sein, und doch kann ich abends von einer Minute auf die andere einschlafen.

Indem ich jedoch in meiner seelischen Grundstruktur die ganze Zeit über positiv entspannt bin, kann ich in bestimmten Situationen, zu bestimmten plötzlich auftretenden Stimmungen im Saal richtig reagieren. Diese Reaktion wäre aus einer körperlichen und seelischen Verspannung heraus immer ein großes Risiko und führt in der Regel zu falschen Entscheidungen. Was in diesem Augenblick blitzschnell in meinem Bewußtsein abläuft, ist ohne weiteres mit der Feinkoordination der Muskulatur unter höchster Anspannung zu vergleichen. Nur die Entspannung liefert den reibungslosen, den optimalen Bewegungsablauf. Ich denke an Carl Lewis, den vierfachen Olympiasieger im Sprint und im Weitsprung von Los Angeles. Carl Lewis behauptet, der Sprint bestehe aus zwei ganz unterschiedlichen Teilen: Beschleunigung und Entspannung. Bis fünfzig Meter beschleunige er, danach entspanne er sich nur noch, denn je entspannter er sei, um so langsamer nehme seine Geschwindigkeit ab. Das ist tatsächlich das Geheimnis seiner Erfolge. Nicht nur die Muskeln, auch die Nerven machen – entspannt oder verkrampft – falsche oder richtige Bewegungen.

So, wie ich beim autogenen Training meinen Puls beschleunigen kann, so kann ich im mentalen Training meine Spannung aus der totalen Entspannung von null auf hundert bringen. In meinen Anfängen habe ich oft versucht, mir diese Spannung zu holen, indem ich vor dem Start zum 100-Meter-Lauf beispielsweise die Luft angehalten habe, bis ich beinahe platzte. Später habe ich dieselbe Erregung herzustellen vermocht, indem ich einfach bestimmte Bilder aus meiner Vorstellung abgerufen habe.

Der Körper: Kraftwerk und Transformator

Unser Körper ist ein Kraftwerk von Spannungsfeldern, die alle unterschiedlich geladen sind – das Transformatorenhaus ist unser Nervenzentrum. Unser Universum ist ein riesiges elektrisches Spannungsfeld, von dem unser Gehirn teilweise gespeichert wird. Kürzlich haben amerikanische Wissenschaftler festgestellt, daß den Menschen im Moment des Sterbens ein meßbares kleines elektrisches Spannungsfeld verläßt. So sind die »Strahlen aus der zweiten Welt«, von denen mein indischer Yoga-Lehrer sprach, zu verstehen. Jeder hat unterschiedliche Fähigkeiten, diese Strahlen für sich in Anspruch zu nehmen. Hängt vielleicht unsere Leistung schlechthin, wie Antrieb, kreative Unruhe, Charakter, Begabung usw., nicht allein von unseren Hormonen ab?

Ich habe diesen Wechsel von der totalen Entspannung in die Hochspannung immer als Hitzestrahl erlebt, der über die Halswirbelsäule in meinen Körper eindrang. Die Höhe dieser abgerufenen Kräfte stand immer in Bezug und Verhältnis zu der Disziplin und ihrer technischen Schwierigkeit. Die ersten beiden Disziplinen des Zehnkampfes, 100-Meter-Lauf und Weitsprung, erlebte ich in einer totalen Enthemmung. Deshalb sind auch die Leistungen von 10,5 Sekunden und 7,76 Metern trotz 95 Kilo Körpergewicht zu erklären. Im Kugelstoßen, gebunden an die 2,13 Meter Durchmesser des Kugelstoßkreises, programmierte ich meine Explosion in die Abstoßphase.

Eine fragwürdige Form des mentalen Trainings habe ich mit Angstzuständen erlebt. Ich befand mich noch in den Kinderschuhen, da ich noch nicht autogene und mentale Kräfte für die sichere Wettkampfsituation einzusetzen vermochte. Es war Abend, ich war allein im Stadion und sehr müde, zu müde eigentlich für einen sehr weiten Sprung. Ich legte die offene Harke auf genau sieben Meter in die Weitsprunggrube, lief ab, sprang ab, und meine Angst hatte mich tatsächlich trotz Müdigkeit weit jenseits der sieben Meter gebracht. Da war ich plötzlich sehr erschrocken, denn ich empfand, daß ich auf dem Weg war, zu verrohen! Und Verrohung ist der sicherste Weg, sich selbst zu verlieren. Dadurch wird man unfähig, sich zu fühlen und zu lieben.

Angst ist immer eine negative Spannung. Dieselben Resultate lassen sich auch über die positiven Energien erreichen. Aus der

Welt der inneren Bilder, der totalen Kräfte und Strömungen im Sonnenlicht erkenne und erlebe ich mich neu.

Ich wiederhole nochmals: Mentales Training ist eine Vorstellung von sich selbst, die so weit führt, daß sie zur Gewißheit wird.

Doch der Weg dorthin ist lang und von Mißerfolgen begleitet. Man bekommt die Früchte des mentalen Trainings nicht geschenkt. Wie viele Athleten habe ich erlebt, die im Training immer ihre Bestleistung brachten, und wenn es dann im Wettkampf darauf ankam, versagten sie, weil sie nicht frei waren von den Zweifeln zu sich. Dann steht ein Athlet im Ring, setzt zu einer Drehung an, ich sehe sein Gesicht und weiß schon, daß es nichts werden kann, weil in dem Augenblick seine Vorstellung und das Bild von sich zusammenfällt. Er hatte ein Pseudobild von sich aufgebaut. Der Weg zum erfolgreich angewandten mentalen Training führt nur über die offene Auseinandersetzung mit sich selbst. Mentales Training zur Leistungsverbesserung ist ein Weg – aber es ist kein Ausweg. Man kann es erst beherrschen, wenn man es, über die Vorstufen kommend, praxisbezogen in geeigneten Programmen einsetzt. Diese Programme müssen persönlichkeitsgerecht übereinstimmen und positiv sein.

Für mich persönlich bedeutet die Erfahrung, die ich im autogenen und im mentalen Training mache, der Wechsel zwischen vollkommener Entspannung und maximaler Leistungsbereitschaft, auch immer wieder die Erkenntnis von der Notwendigkeit des Wechsels zwischen Spannung und Entspannung – ein Antagonismus schließlich, den wir Tag und Nacht beständig in allen Lebensbereichen erleben. Das autogene Training hat mir, ganz abgesehen von seiner Nutzanwendung, sinnliche Erfahrungen, Gefühlserfahrungen zugänglich gemacht, die sonst vielleicht nicht erreichbar gewesen wären. So sind sie, denke ich, eine Chance nicht allein für die Lebenspraxis, sondern auch für die persönliche Erweiterung, zugespitzt auf die Erkenntnis: Fast alles, was einem in seinem Leben zustoßen kann, läßt sich in eine positive Kraft verwandeln. In jedem Fall hat man keine Zeit, alt zu werden.

Geist und Körper gehören zusammen: Gymnastische Übungen erweitern das Bewegungserlebnis

Beweglichmachung der Lendenwirbel

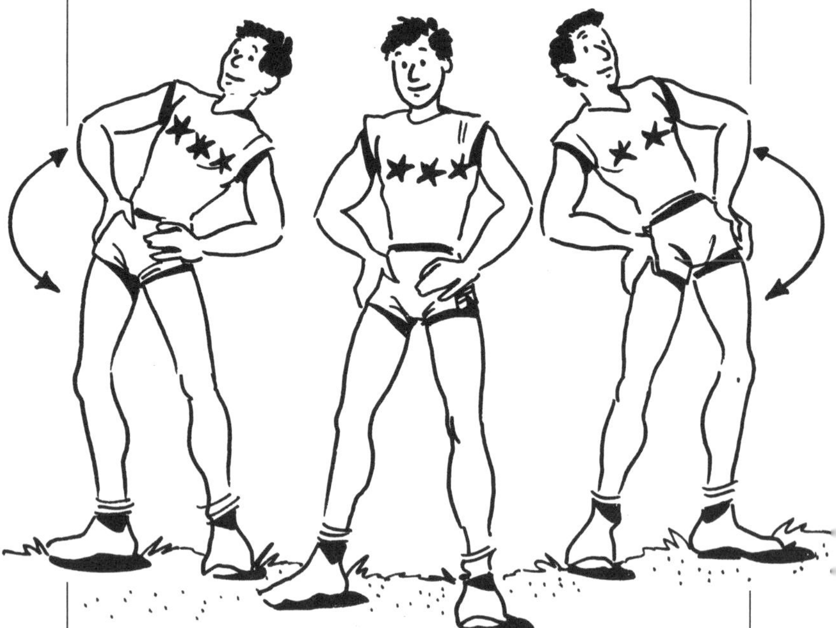

Kniekreisen: Knie-Bänder-Beweglichmachung

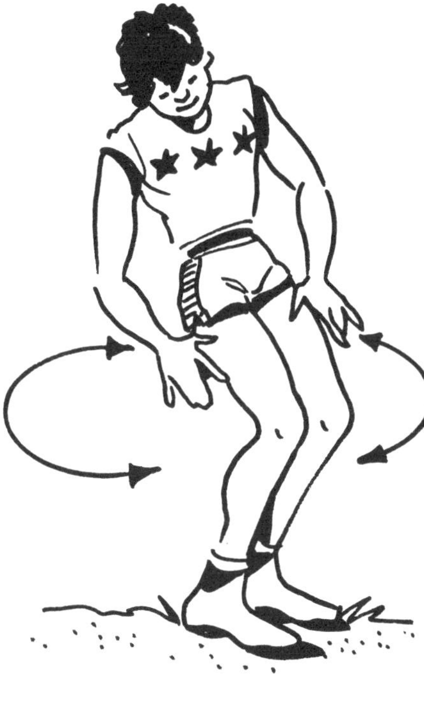

Abfallender Liegestütz: Er kräftigt die Brust und die Armmuskeln (eine schwere Übung)

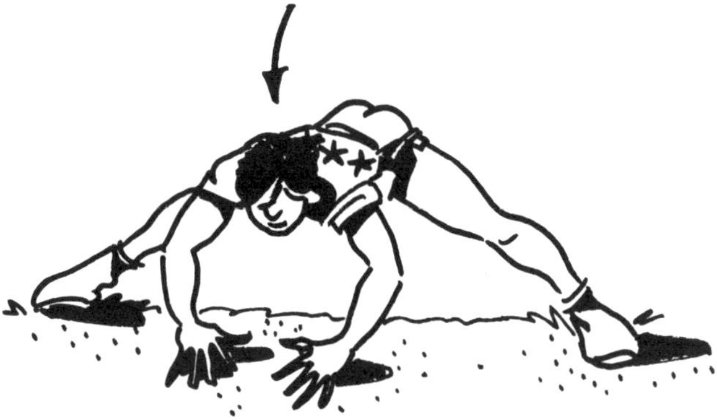

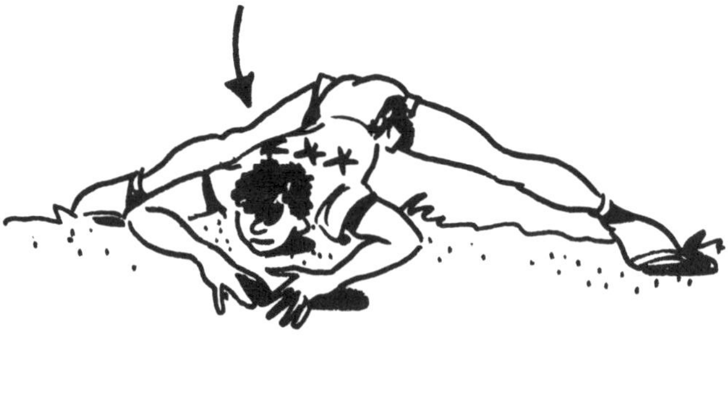

Kräftigung: Gesäß, Rücken, Oberschenkel

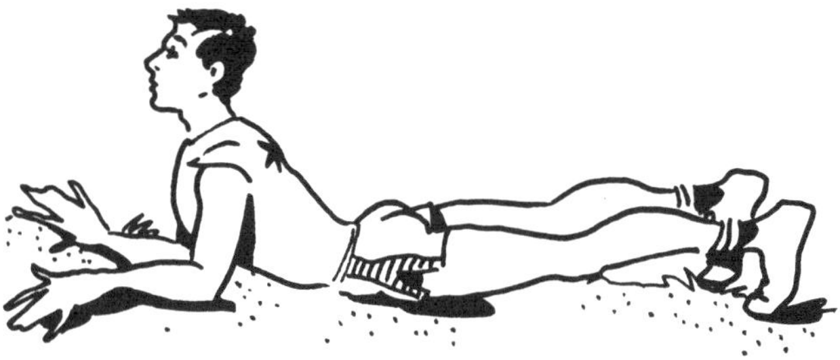

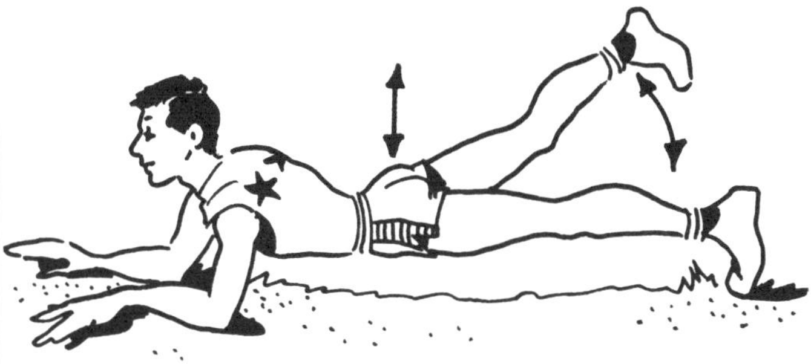

Hier werden Arme, Beine und Rücken trainiert

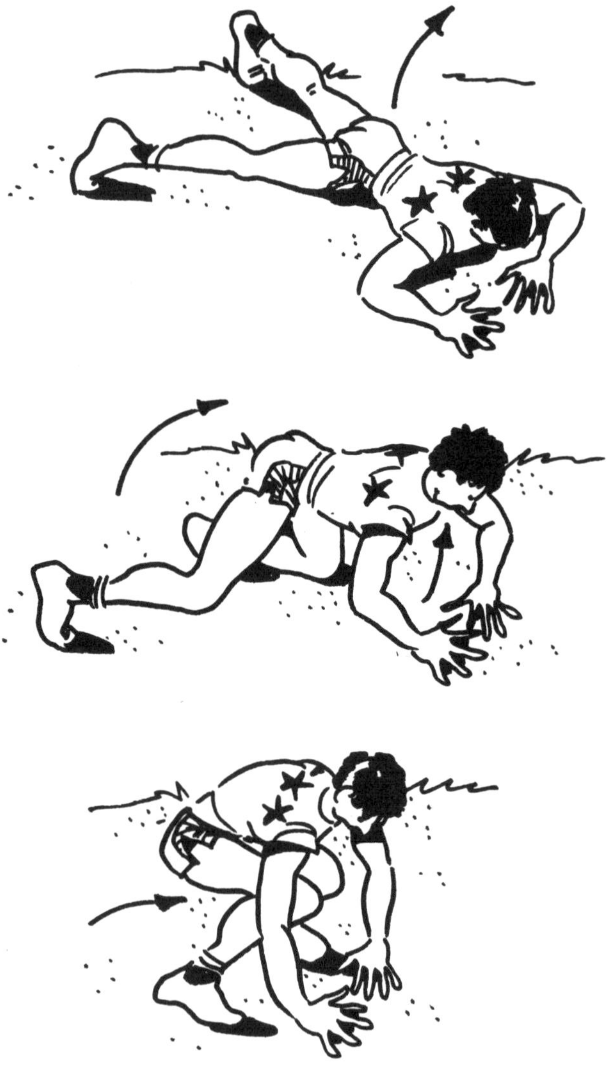

Kräftigung von Bauch, Rücken, Armen, Gesäß und Beinen

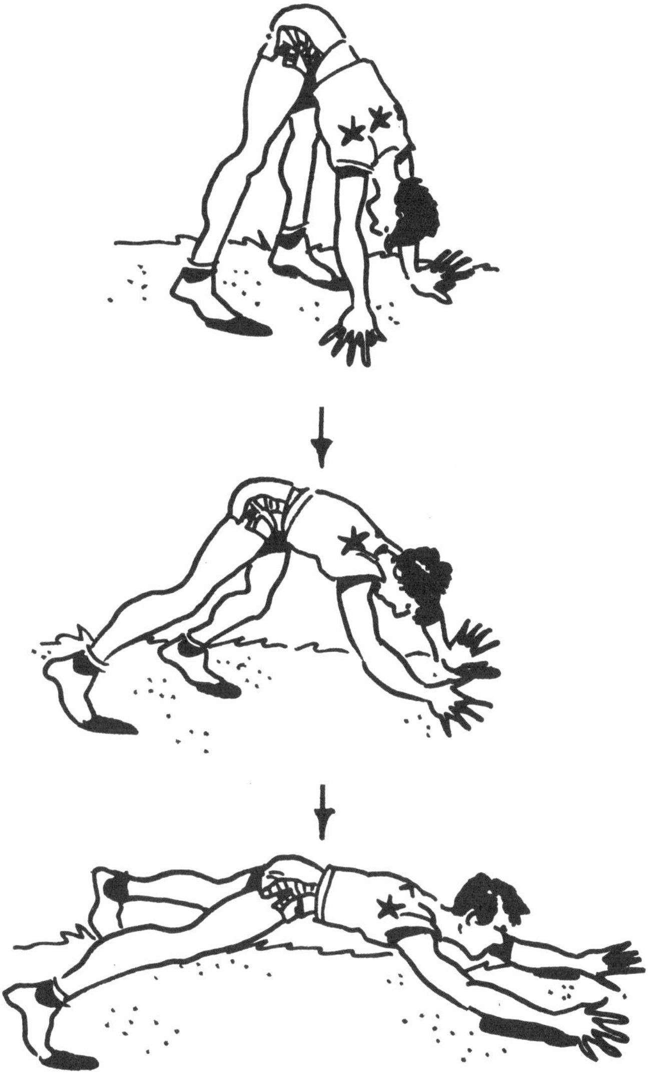

Dehnung der Aduktoren und Bänder

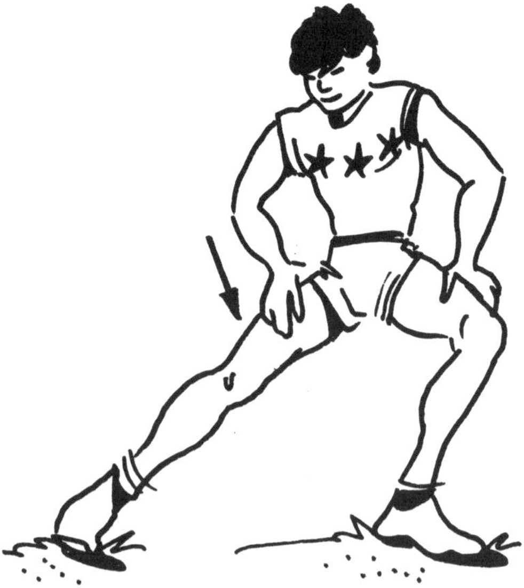

Kräftigung: Oberschenkel und Gesäß

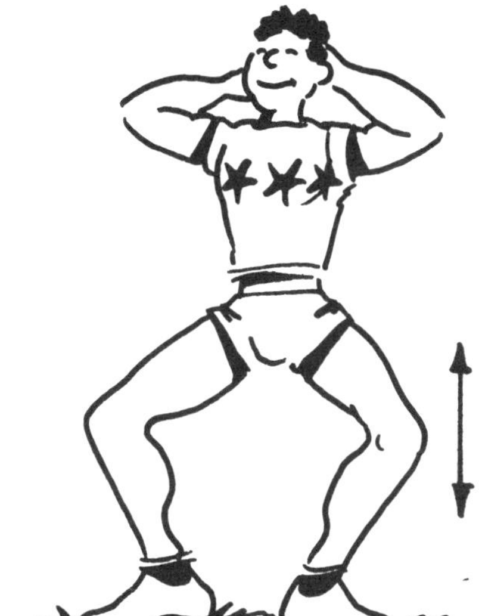

Kräftigung: Brustmuskel, Armmuskel

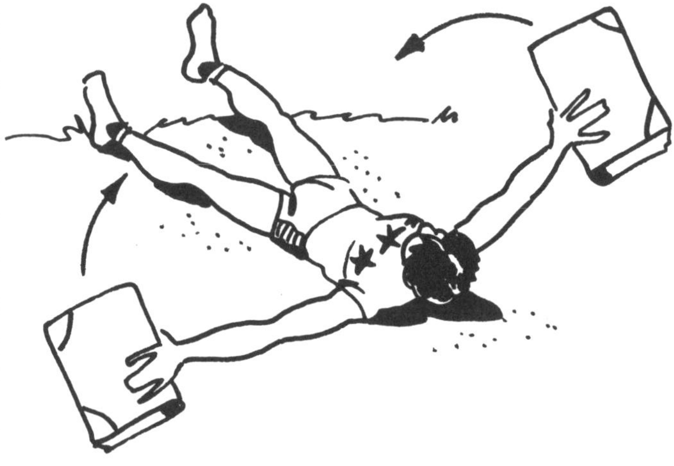

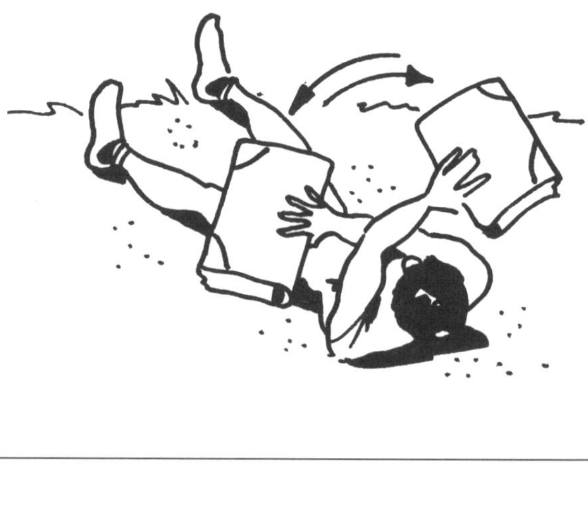

Dehnung: Beinbeuger, Aduktoren, Wirbelsäule

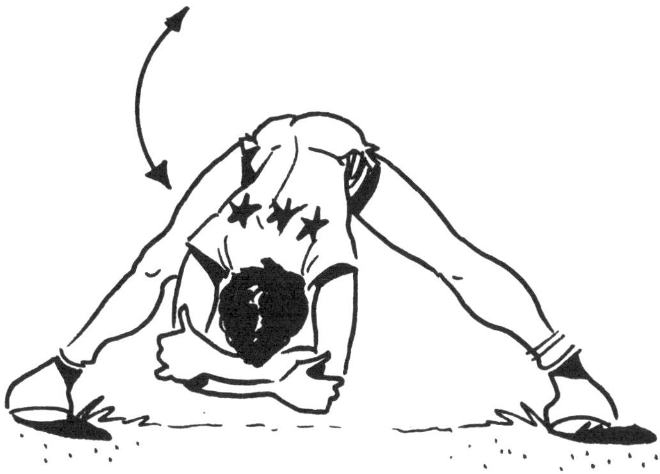

Reißen: Beine, Rücken, Arme, Muskulatur

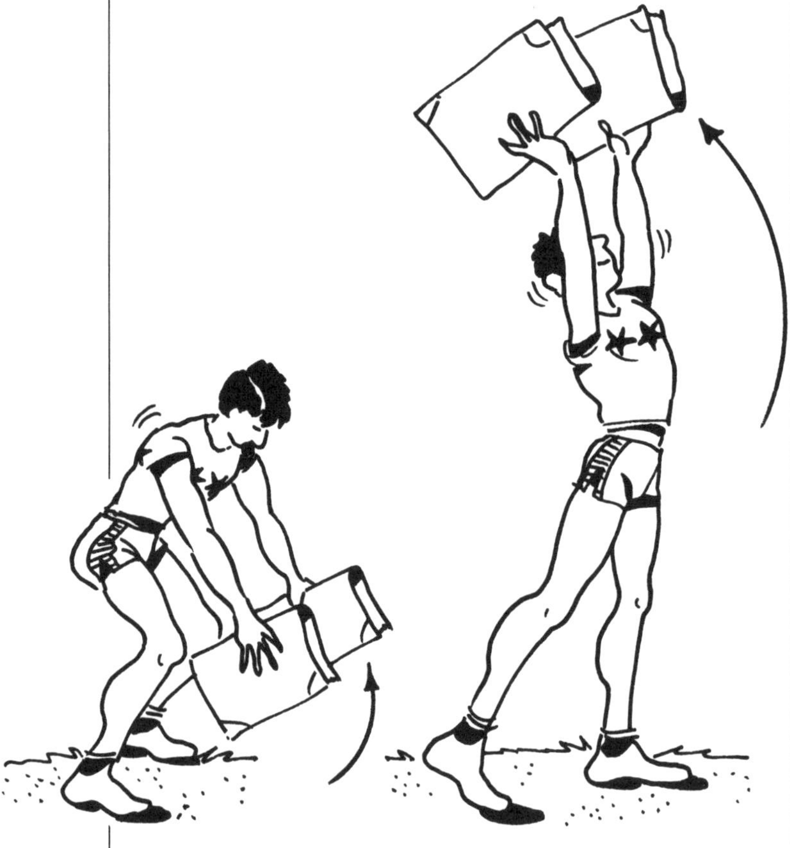

Dehnung: Beinbeuger

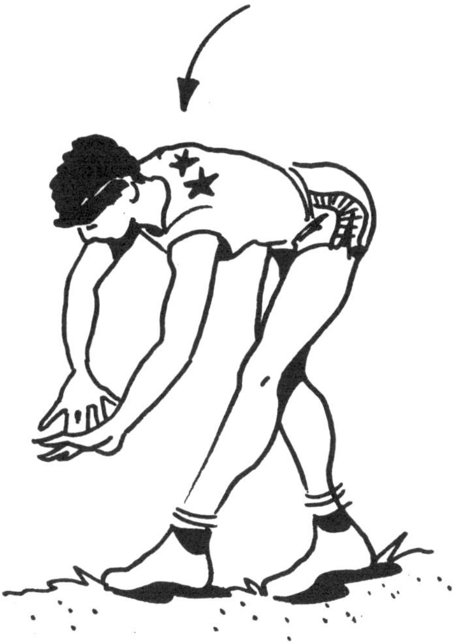

Kräftigung: Brust- und Oberarmmuskel

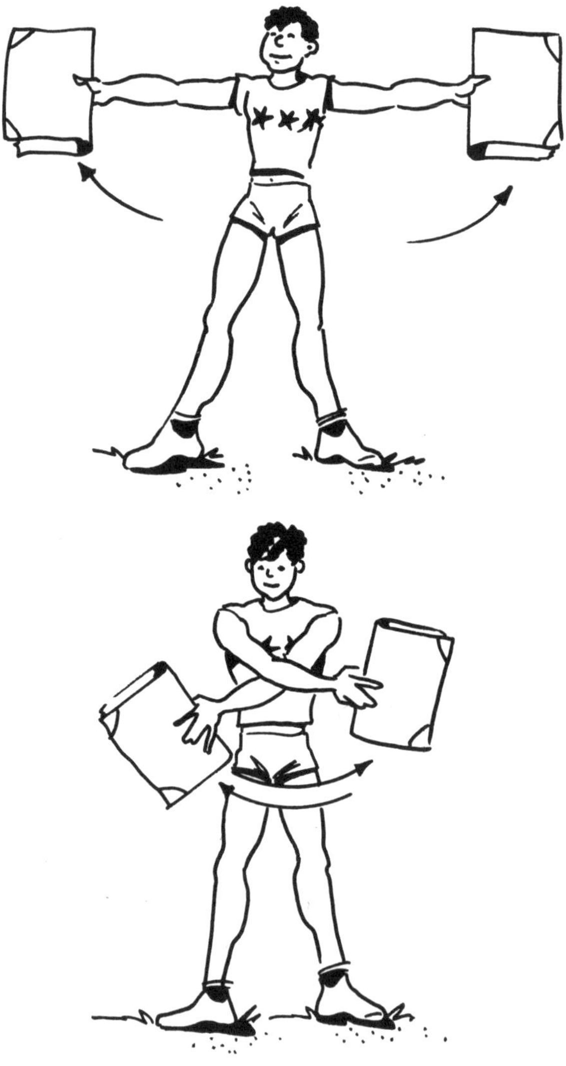

Beweglichmachung: Lendenwirbel

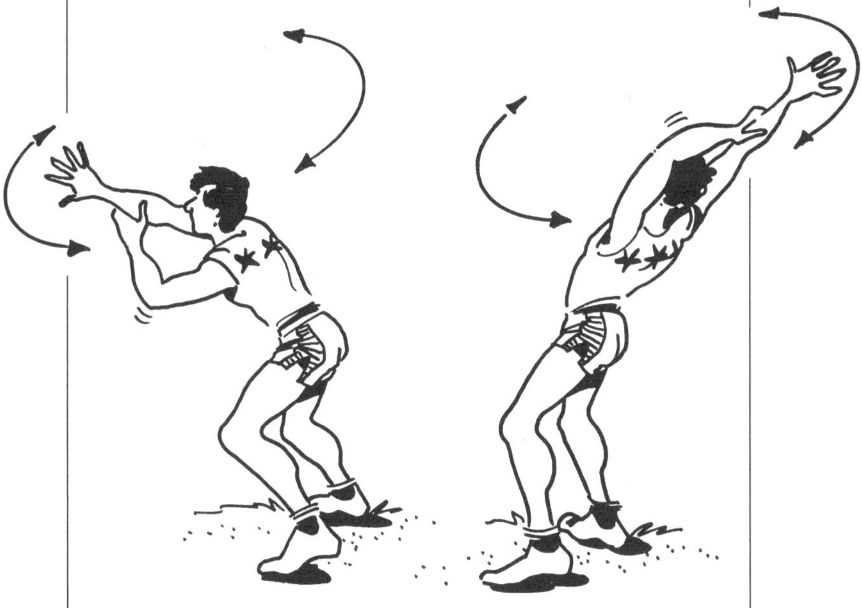

Entspannung: Lendenwirbelsäule

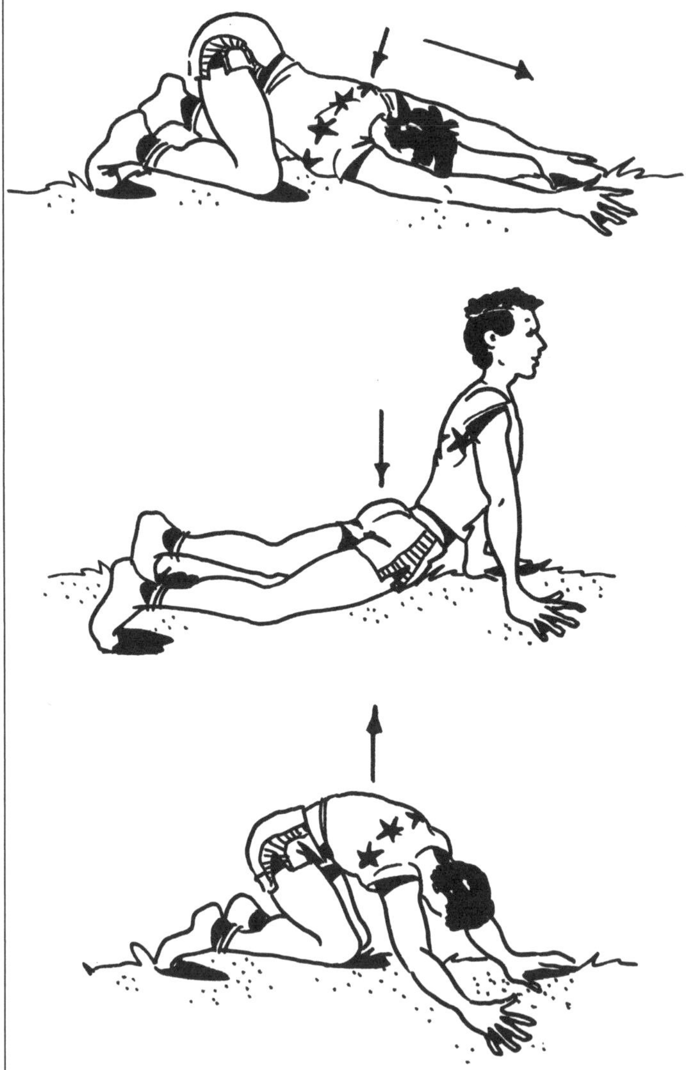

Laufen auf der Stelle (30–120 Sekunden)

Vorsicht: Hohe Belastung!

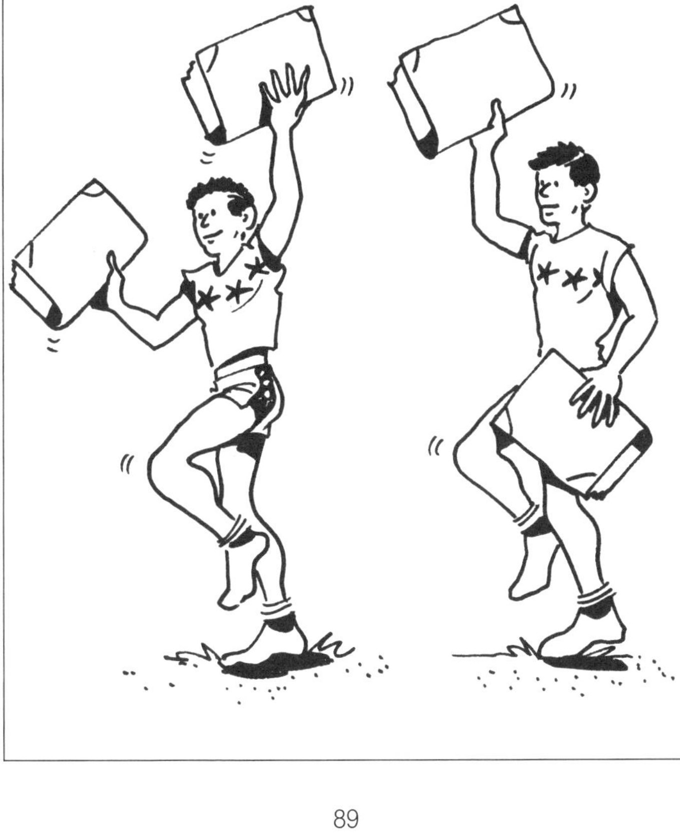

Aufarbeitung

Der dritte Tag beginnt mit Hunger. Das grüne Frühstück bekommt seinen eigenen Wert. Nach dem Frühstück machen wir gemeinsam Sport und danach ein Meditationsprogramm. Der dritte Tag ist der Tag der Tage. Sie erreichen die Grenze ihrer physischen Belastbarkeit. Sie haben tief geschlafen, aber sie erwachen sehr früh von den Vögeln. In den hellen Sommernächten hört das Schlagen der Nachtigallen überhaupt nicht auf. Um vier Uhr morgens ist die Welt um sie herum zu vollem Leben erwacht, und die ungewohnten Geräusche – leiser, zärtlicher als zuklappende Garagentore, hustende Motoren, das Gekreisch der S-Bahn – sind unabweisbar und holen sie aus ihrem Schlaf.

Das Baumhaus, die Brücke, Holz schlagen – die Projekte fordern ihre Kräfte, der Hunger ist zu einem konstanten Gefühl geworden. Die Arbeitsgemeinschaften festigen sich, die Rollen, die sie am ersten und auch am zweiten Tag noch gespielt haben, fallen ab. Ihr Körper schmerzt, aber die Müdigkeit hält den Schmerz auf Distanz. Zugleich ist die Sensibilität für ihre Umgebung gewachsen, Farben, Temperaturen, Gerüche haben an Intensität zugenommen, und so, wie die Natur um sie herum wirklicher geworden ist, so sind für sie auch die Menschen, mit denen sie diese Welt teilen, wirklicher geworden.

Sie sind sehr schwach und kennen dieses Gefühl nicht. Plötzlich – wann und wie hat es angefangen, und wer hat angefangen? – hat ein großes Erzählen begonnen. Unter dem Druck der Erschöpfung und des Hungers betreten Sie einen weiten, stillen Raum, in dem die gewohnten Zwänge ihrer Arbeitswelt verschwunden sind. Einem fällt pötzlich ein, daß er seit drei Tagen nicht mehr telefoniert hat. »Das habe ich in keinem Urlaub erlebt. Mit dem Büro telefonieren mußte ich immer.« Keine Zeitung mit Wirtschaftsteil und Politik. Kein Fernsehen, keine Nachrichten, keine Sportberichte, über die sie ihr eigenes Sport- und Erlebnisdefizit ausgleichen können. Hier gibt es kein Erlebnisdefizit.

Abends sitzen wir lange am Feuer. Sie erzählen. Keine Geschichten aus der Arbeitswelt, keine Fachgespräche, obwohl einige durch die Branche miteinander verbunden sind. Sie erzählen von Sommerferien, die lange zurückliegen, von der Frau, den Kindern. Vom fernen Dorf hören wir die Hunde, wir spüren, wie die Schatten aus den Wäldern treten, den Wind im Getreide, und über uns zieht der Jäger Olrian mit seinen drei hellen Gürtelsternen seit unendlicher Zeit Nacht für Nacht dem Großen Bären hinterher.

An diesem Tag der großen Schatten gibt es auch eine große Hoffnung. Am vierten Tag wollen wir Brot backen. Brot! Brot ist ein ungeheures Geschenk. Manche sind so müde, daß sie sich kaum aufraffen können, Holz zu sammeln, Holz sägen, Holz stapeln. Sie erfinden, wie man mit diesen Handsägen am effektivsten von zwei

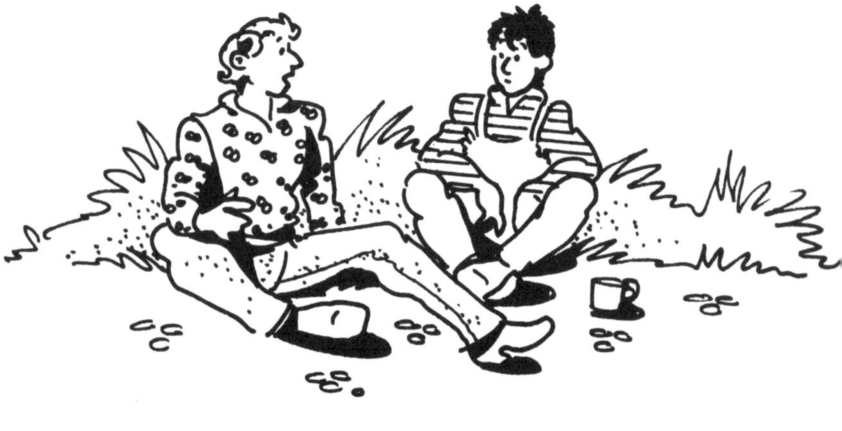

Seiten sägt, sie lösen sich ab, je nach Kräftezustand, sie springen füreinander ein – sie kämpfen gemeinsam um das Brot des nächsten Tages.

Als sie sich am Bahnhof trafen, hatte ich schon zwei Tage Fasten hinter mir, um die Schwäche mit Beginn des Kurses überwunden zu haben, doch ich fühle, daß auch meine Kräfte schwinden. Ich zeige, daß ich mich schwach fühle, und die anderen zeigen es auch. Wir haben aufgehört, uns etwas vorzumachen.

Sie haben angefangen, die Natur zu sehen, sind selbst aus dem Augenblick heraus zu Exkursionen aufgebrochen, trotz ihrer Schwäche. Los, wir gehen nach Osten, wir steigen den Hügel dort drüben hinauf. Wir schauen in den Wiesengräben nach, ob die jungen Hechte schon wandern.

Der vergnügliche Doppelgänger

Die moderne Industriewelt baut sich im Sport ihren vergnüglicheren Doppelgänger auf. Der Soziologe Arnold Gehlen hat das einmal geschrieben. Der Sport bietet dem Menschen, was ihm in seiner Industriewelt durch die Leistungs-Funktionszwänge und ihre Auswirkungen im Gemeinschaftsleben immer mehr abhanden gekommen ist: das Erlebnis seines eigenen Ichs. Diese Sehnsucht nach dem eigenen Ich hört ja niemals auf, sie wird bloß übertönt von Ersatzsehnsüchten; und sie verkümmert.

Dieses eigene Ich verlangt Leistung ganz einfach, weil es Betätigung verlangt. Aber die Leistung, die in der modernen Industriewelt gefordert wird, fragt oft nicht nach dem Ich des Menschen, sondern sie fragt nach dem Zweck, den dieser Mensch ungeachtet seines Ichs zu erfüllen hat. Sie verlangt Aufgabe – aber nicht Hingabe. Das eigene Ich aber verlangt Hingabe und sucht sich die Aufgabe als Objekt dazu. Im Sport kann jeder die Sehnsucht seines Ichs nach Hingabe erfüllen, sein Körpergefühl steigern oder überhaupt erst wieder neu erfahren und dabei eine Leistung erleben, die unmittelbar mit ihm und nichts anderem zu tun hat.

Die moderne Industriewelt baut sich im Sport ihren vergnüglicheren Doppelgänger auf. Der Satz ist schon fast fünfzig Jahre alt, und ich frage mich, warum die Industriewelt nichts von ihrem vergnüglicheren Doppelgänger lernen will.

Oft werde ich gefragt, wie ich Weltrekordler im Zehnkampf geworden bin. Die Antwort ist einfach, und ein bestimmtes Talent berücksichtige ich dabei nicht, weil dieses Talent zufällig war. Was mich zum Weltrekordler gemacht hat, war jedoch nicht zufällig. Es war etwas, das in jedem Menschen steckt und so oft unterdrückt wird und doch frei werden will und frei werden muß – und über den Sport einen leicht zugänglichen Weg zu seiner Befreiung finden kann: mein Ich. Ich bin Zehnkampf-Weltrekordler geworden, weil die Leistung mich begei-

Achte gut auf diesen Tag,
Denn er ist das Leben,
Das Leben allen Lebens.
In seinem kurzen Ablauf
Liegt alle Wirklichkeit und Wahrheit
des Daseins:
Die Wonne des Wachsens,
Die Größe der Tat,
Die Herrlichkeit der Kraft.

Denn das Gestern ist nichts als ein
Traum
Und das Morgen nur eine Vision.
Das Heute jedoch – recht gelebt –
Macht jedes Gestern zu einem Traum
voller Glück
Und jedes Morgen zu einer Vision
voller Hoffnung.

Drum achte gut auf diesen Tag.

Aus dem Sanskrit

stert hat, weil ich sie gewollt habe, weil Zehnkampf eine ungeheure Herausforderung für mich gewesen ist, weil ich das Risiko geliebt habe, weil ich den Weg zu meiner Leistungsgrenze geliebt habe und dieser Weg mich immer wieder gelockt hat. In einem Wort: Hingabe.

Hingabe hat in unserer zweckorientierten Gesellschaft einen merkwürdigen, befremdlichen Klang bekommen. Der Zweck, das Ziel heiligt das Leben. Viele Manager, aber auch andere unter hohem Druck im Arbeitsprozeß stehende Menschen, habe ich im Sport erlebt. Sie planen ihr Leben und machen einen Fehler. Bis Mitte Vierzig, bis Anfang Fünfzig will ich es geschafft haben, sagen sie. Danach fängt für mich das Leben an.

Der große Irrtum besteht nur darin, daß man von heute auf morgen kein anderer Mensch mit neuen Gewohnheiten und einem neuen Innenleben sein kann. So bleiben sie der Mensch, der sie zwanzig, dreißig Jahre lang gewesen sind. Getrennt von dem Menschen, der zu Beginn der beruflichen Karriere auf diesen Zeitpunkt seiner Befreiung gehofft hatte, um dann sein Leben so genießen zu können. Nun, da er den Punkt erreicht, da er es tatsächlich geschafft hat, weiß er nicht mehr, was er sich einmal erhofft hatte. Oder wenn er es weiß, so fühlt er es nicht mehr. Es ist in ihm unlebendig geworden, und er fragt sich, wozu habe ich das alles gemacht, fragt nach den Werten, den Sehnsüchten von einst, aber sie sind in den zurückliegenden zwei oder drei Jahrzehnten beruflicher Hochleistung, in der der Zweck über die Sehnsüchte des Ichs geherrscht hat, zu einem fernen Schall geworden, der nun nicht mehr die Kraft hat, in ihnen ein Echo hervorzurufen.

In der Zeit seiner Hochleistung muß der Mensch sein Leben so organisieren, um ein Wort aus dem Management zu benutzen, daß ihm im Produktionsprozeß nicht die eigenen Sehnsüchte und Träume abhanden kommen. Denn der Produktionsprozeß verliert immer irgendwann an Bedeutung. Das Ich aber bleibt. Was aber bleibt dann dem Ich?

Biologisch beginnt unser Sterbeprozeß bereits Anfang Zwanzig. Gegen den biologischen Zersetzungsprozeß können wir das

Wachstum der Seele setzen. Abbau hier, Aufbau dort. Ein Spannungsverhältnis wie Aktivierung und Ermüdung, Erregung und Besänftigung, wachen und schlafen. Spannungsverhältnisse. Stillstand drängt nach Bewegung. Bewegung muß sich im Stillstand erholen. Die Kraft der Spannungsverhältnisse erfahren wir in der Hingabe.

Warum nicht am Arbeitsplatz, selbst wenn dieser Arbeitsplatz das Fließband ist? Der Fließbandarbeiter als Prototyp des unglücklichen, fremdbestimmten Arbeitswesens des 20. Jahrhunderts. Was hat der Fließbandarbeiter von dem politischen Versprechen: »Wenn wir das System ändern, wirst du befreit sein«? Was hat der Fließbandarbeiter davon, wenn ihm Theorien gegeben werden, daß andere für sein persönliches Unglück am Fließband verantwortlich sind? Vorausgesetzt, jeder Fließbandarbeiter sieht seinen Arbeitsplatz als Unglücksfall an. Was aber hat der Fließbandarbeiter davon, wenn man ihm die Hoffnung gibt, sich über seine eigene Kraft einen anderen Arbeitsbereich zu erschließen? Die Hoffnung, daß sein Krafteinsatz nicht auf alle Zeit seinem Ich fremd bleiben muß?

Die Hoffnung, die Überzeugung, daß er durch eigenes Handeln, durch die Kraft seiner Sehnsüchte nach einem erfüllteren Leben selbst etwas verändern kann ohne Rücksicht auf die Versprechungen politischer Lösungen? Was ist von ihm übriggeblieben, wenn eine politische Veränderung ihn von seiner Fließbandarbeit erlöst, er selbst aber vergessen hat, daß es auf ihn selbst, auf seine Tat, seine Sehnsüchte, Wünsche ankommt? Denn die Kraft kommt niemals von außen. Die Kraft wächst oder verkümmert im Inneren des Menschen. Auch das lehrt der vergnüglichere Doppelgänger Sport die Industriewelt, die ihn sich erschaffen hat, als Ausgleich und Entlastung erschaffen hat – und die nun von ihm lernen könnte, was sie selbst verlernt hat.

Wie oft hören wir von Auszubildenden, die wahrscheinlich nach ihrer Lehre nicht vom Betrieb übernommen werden: »Was ich nach meiner Lehre mache, weiß ich noch nicht. Ich glaube, dann melde ich mich erst mal arbeitslos, und am liebsten würde ich meine Lehre überhaupt nicht mehr fortsetzen.«

Hier soll nicht die unglückliche Situation junger Menschen beschönigt werden, denen berufliche Perspektiven ohne ihre Schuld abhanden gekommen sind. Doch in ihrer Äußerungsform tritt uns oft eine Mutlosigkeit entgegen, gepaart mit politischen und allgemeinen Lebensauffassungen, die auf ein ganz anderes Problemfeld hinweist: Beginnend in der Schule bis hin zu dem, was täglich aus ihrer Umwelt, aus den Medien auf sie einströmt, wird ihr Bewußtsein zur Krise erzogen. Sie werden jedoch nicht dazu erzogen, sich auf ihre eigene Kraft zu besinnen und ihr zu vertrauen. Gewiß reicht die eigene Kraft nicht immer aus, bestehende Verhältnisse des eigenen Lebens auf die gewünschte Weise zu verändern. Doch diese eigene Kraft darf auch nicht verlorengehen, indem man die Lösungen des eigenen Lebens mehr oder weniger auf übergeordnete Systeme schiebt.

Sport erzieht zur Wahrnehmung der eigenen Kraft, zur Initiative.

Auch wenn ich Sport treibe, schützt mich meine Hingabe nicht vor dem Mißerfolg. Aber sie läßt mich den Mißerfolg leichter überwinden und macht so die Möglichkeit, daß es irgendwann einen Erfolg geben wird, wahrscheinlicher. Warum wird in der Beziehung zwischen Vorgesetztem und Untergebenem so oft auf Zwang und Rechtfertigung und – letztlich – Angst gesetzt statt auf die Sehnsucht des Ichs nach Erfüllung, und das heißt auch nach Erfolg, nach Leistung?

Ich kann keinen Athleten zur Höchstleistung im Sport zwingen, wenn er nicht selbst dazu bereit ist. Indem ich ihn einschüchtere, unter Druck setze, kann ich ein bestimmtes Leistungsniveau aus ihm herauspressen und relativ stabil halten. Seine wahre Leistungsfähigkeit aber erreiche ich auf diese Weise nicht. Der vergnüglichere Doppelgänger scheint mir mitunter auch der weisere Doppelgänger der Industriegesellschaft zu sein. Vielleicht, weil er vergnüglicher ist?

Nicht Zwang, Verantwortung schafft Leistungsbereitschaft und bewirkt die Befreiung des Ichs. Die Handlung, die Aufgabe, bleibt dieselbe, aber der, der sie ausführt, bleibt nicht derselbe. Und das Ergebnis verändert sich.

Die Hingabe erstickt in der Angst vor der Leistung, wie sie in der Sucht nach Überlegenheit erstickt. Bei meinen Sportseminaren mit Führungskräften habe ich beides immer wieder erlebt. Sie wissen, daß ich Zehnkampf-Weltrekordler war, sie wähnen sich vor dem Unternehmen auf dem Prüfstand ihrer körperlichen Leistungsfähigkeit, die möglicherweise Aufschlüsse über ihr berufliches Leistungspotential liefern soll. Sie kommen unfrei für die eigene Leistung in der Erwartung: Jetzt will der uns fertigmachen.

Das ist der eine Teil. Der andere besteht aus Menschen, die sich darauf freuen, den übrigen Teilnehmern ihr Leistungspotential vorzuführen. Sie wollen zeigen, wie stark sie sind, vor allen Dingen natürlich denjenigen, die schwächer sind als sie. Die Ängstlichen aber fürchten sich vor dem Eingeständnis ihrer Schwäche.

Diese für das persönliche Leistungserlebnis lähmende Atmosphäre versuche ich zu entkrampfen, indem ich das Prüfstandgefühl zu neutralisieren suche. Also sage ich zur Begrüßung: »Guten Morgen, meine Herren, ich hoffe, Sie haben alle heute morgen einen anständigen Quark gegessen und fühlen sich kräftig und gut beieinander. Wir wollen heute morgen ein Bewegungsprogramm miteinander machen.« Zu diesem Zeitpunkt haben die Schwachen immer noch Angst, und ich erkläre ihnen, daß ich überhaupt nicht daran dächte, sie so stark zu belasten, daß sie in keinen Stiefel mehr passen, und daß es mir überhaupt keine Freude bedeutet, wenn sie morgen früh an mich dächten, weil sie vor Muskelkater nicht aus ihren Betten könnten.

»Wir wollen gemeinsam«, sage ich, »ein Bewegungsprogramm machen und zuerst ein bißchen, um uns zu lösen und aufzulokkern, miteinander laufen, traben. Nur so schnell, daß wir uns beim Laufen unterhalten können, und wer nicht mehr laufen kann, der geht eben. Wie schnell und wie lange Sie laufen können, spielt überhaupt keine Rolle, aber daß uns die Bewegung Spaß macht, das spielt eine große Rolle.«

»Hinterher machen wir ein kleines Gymnastikprogramm mit Partnerübungen. Bitte versuchen Sie nicht, mir zu beweisen, wie stark Sie sind, was Sie leisten können. Bitte versuchen Sie nur für sich selbst zu spüren, was Ihre Kräfte leisten können.«

Dann kontrollieren wir den Puls im Ruhezustand, und ich erkläre: »Wenn Sie jetzt siebzig bis neunzig Schläge haben, dann ist das ganz normal. Sie sind schließlich keine trainierten Leistungssportler mit einem Ruhepuls unter fünfzig Schlägen. Wenn jemand hundert oder etwas darüber hat, dann hat er wahrscheinlich heute früh zuviel Kaffee getrunken, oder er ist ein kleines bißchen aufgeregt, aber das reguliert sich und ist gar nicht gefährlich, weil der Belastungspuls erst bei 120 Schlägen in der Minute beginnt.« Und ich erkläre die beiden Grundregeln: Erstens: 120 bis 160 Pulsschläge pro Minute für jene, die nicht älter als fünfzig und untrainiert sind. Zweitens: Für über Fünfzigjährige 180 minus Lebensalter.

Wir allerdings bleiben in einem mittleren Belastungsbereich zwischen 130 und 140 Puls. »Laufen ohne zu schnaufen«, heißt das als Schlagwort in der Trimm-Dich-Welle des Deutschen Sportbundes. Bei dieser Belastung erreichen wir eine optimale Durchblutung, ganz besonders der bei unter Arbeitsdruck und nervlicher Beanspruchung gefährdeten Koronargefäße.

»Wir wollen nur so schnell laufen, daß es uns überhaupt nicht schwerfällt«, erkläre ich ihnen. Trotzdem fällt es dem einen oder anderen plötzlich schwer, obwohl die Belastung ihn im Grunde nicht überfordert. Der Grund: Er lehnt die Laufleistung, die er jetzt erbringen soll, innerlich ab. Er hat Angst davor. Diese innere Ablehnung gibt ihm schon nach kurzer Zeit das Gefühl der Überlastung, ein Gefühl, das von seinem verspannten Nervensystem auf seinen Körper übertragen wird. »Gut«, sage ich dann, weil für ihn in diesem Moment der Kampf gegen den inneren Schweinehund nur zu immer stärkeren Verspannungen führen würde, »gehen Sie ein paar Schritte, bis Sie glauben, wieder langsam laufen zu können, und Sie werden erleben, wie der Schmerz verschwindet und daß Sie durchaus noch laufen können.« Es funktioniert immer.

In meinem Bekanntenkreis befinden sich Menschen, die nicht mehr in der Lage waren, vierhundert Meter, also eine Stadionrunde, im langsamen Tempo zu traben. Sie waren es nicht mehr gewohnt, und ihre Bedenken gegenüber der Funktionsfähigkeit und Belastbarkeit ihres Körpers waren – ohne daß es ihnen ganz bewußt geworden war – bis zu dieser Blockade beim Laufen gewachsen. Über eine schlichte Bewegungstherapie sind sie wieder an das Laufen herangeführt worden. Innerhalb eines halben Jahres waren sie in der Lage, fünf Kilometer ohne Pause zu laufen. Sie fühlten sich bereichert, diese Erfahrung hatten sie für sich selbst überhaupt nicht mehr für möglich gehalten.

Anschließend, beim Gymnastikprogramm, kommen auch die Starken zu ihrem Recht, weil ich sie bei den Partnerübungen zusammenkoppele. Da können sie sich, ihren Ehrgeiz, ihr Überlegenheitsverlangen aneinander abarbeiten, bis sie an ihre Grenze stoßen. Schließlich kann man die einfachste gymnastische Übung so durchführen, daß man hinterher vollkommen erledigt ist, das ist nur eine Frage der Intensität. Und so, wie der Starke durch das Gegengewicht des anderen Starken bei der Partnergymnastik sich langsam von seinem Überlegenheitsinstinkt trennt und zu sich selber kommt, so legt auch der Schwache, gemeinsam mit dem anderen Schwachen, die Angst vor seiner Unzulänglichkeit ab und bekommt seine eigene körperliche Leistung zu spüren – sich selbst. Die Barrieren und Blockaden fallen – der Weg zum persönlichen Leistungserlebnis wird frei.

Die persönliche Leistung. Als ich noch Sport am Gymnasium unterrichtete, hatte ich einen Schüler, der außergewöhnlich dick und plump war und dem Sportunterricht völlig apathisch folgte. Bis dahin hatte er im Sport regelmäßig eine Fünf oder eine Sechs im Zeugnis erhalten. Da bin ich zu ihm gegangen und habe ihm erklärt: »Junge, du bekommst bei mir keine Fünf oder Sechs, sondern du kriegst von mir eine Zwei oder eine Drei – aber du mußt dich anstrengen.« Der hat mich angesehen, als käme ich vom Mars. Versuche dich anzustrengen, wiederholte ich.

Schon zur nächsten Sportstunde war der Kerl wie verwandelt. Er hatte aufgrund seiner körperlichen Disposition keine Chance, überhaupt mit dem Hintern auf den Bock zu gelangen, aber er hat es versucht und versucht, und am Ende mußte ich ihn vor seinen eigenen Anstrengungen und Versuchen schützen. Ich habe ihm später im Zeugnis eine Drei im Sport gegeben. Anschließend habe ich mich vor dem Lehrerkollegium für diese Drei verantworten müssen. Eigentlich hatte dieser Junge sogar eine Zwei verdient, denn proportional zu seinen körperlichen Voraussetzungen war seine Leistung gut gewesen. Der Rektor der Schule hatte das glücklicherweise verstanden.

Der Junge hatte Vertrauen zu mir gefaßt, und ich konnte ihn fragen, weshalb er so dick sei, was er äße, ob er sich sportlich auch außerhalb der Schule bewege? Zutage kamen familiäre Konflikte, die unter anderem auf ihn die Wirkung hatten, daß er alles mögliche an Süßigkeiten in sich hineinfraß, und ich erklärte ihm: »Hör zu, laß das alles mal weg. Keine Limonaden mehr, nur noch ganz wenig Zucker.« Der Junge nahm in der Folgezeit über zwanzig Kilo ab, und seine sportlichen Leistungen sind tatsächlich nicht nur relativ zu seiner Körperdisposition, sondern ganz konkret meßbar besser geworden. Einher ging eine Veränderung seiner Persönlichkeit. Aus einem völlig introvertierten wurde ein blühender Mensch, der viel mehr zu Kontakten fähig geworden war, auch aus eigener Initiative. Später erfuhr ich, daß er eine Initiative gestartet hatte, in der er dickleibige Menschen zusammenführte, um ihnen die Erfahrungen, die er gemacht hatte, weiterzugeben.

Seine Erfahrung war lange Zeit gewesen, daß seine Leistung nichts wert sei. Nun war er zu einer anderen, fundamentalen Erfahrung gekommen: Jede Leistung kann viel Wert haben – nämlich gemessen an dem, der sie erbringt. Der vergnüglichere Doppelgänger Sport ist hier häufig seiner Schöpferin, der Industriegesellschaft, voraus.

Gerade aus den Erlebnissen, die ich im Sport mit mir und anderen und nicht nur mit Sportlern, sondern gerade auch mit Managern, Geschäftsleuten oder auch mit Auszubildenden, Strafgefangenen, Jugendlichen gemacht habe, frage ich: Warum lernen wir für den Arbeitsalltag nicht mehr vom Sport?

Ob man will oder nicht:
Die Fettzellen, die man in den beiden ersten Lebensjahren
durch übertriebene Ernährung erhalten hat,
verfolgen einen lebenslang.
Je nach Art und Gewohnheit der Ernährung
reduzieren oder erweitern sie ihr Volumen.
Nur eine kontrollierte Ernährung,
die durch Sport unterstützt wird, ist eine sinnvolle Art,
ein Gleichgewicht zu schaffen

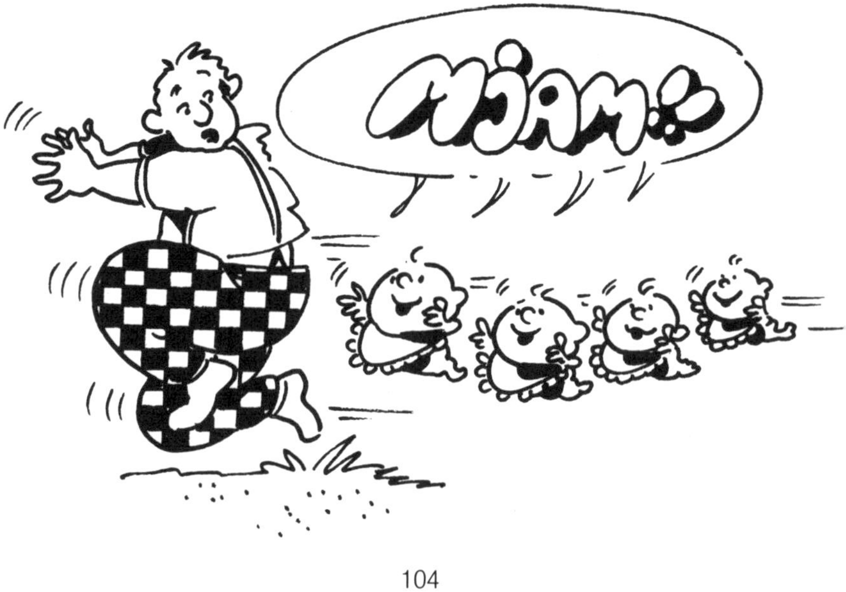

Der Sport liefert uns auf zwanglose, natürliche Weise die Erkenntnis unserer eigenen Schwäche – der Grenze unserer Kräfte. Diese Erkenntnis und ihre Allgemeingültigkeit sollte uns (und im Sport ist das selbstverständlich, weil es kein Verstecken gibt) zur Offenheit ermutigen, zur Offenheit uns selbst gegenüber – und uns damit befähigen, diese Offenheit auch unseren Mitmenschen, Mitarbeitern entgegenzubringen. Was bist du über 100 Meter beim Sportabzeichen gelaufen, 12,9? Super! Ich habe mit 13,3 es gerade noch geschafft. Wer so seine Leistung erfährt und zu akzeptieren gelernt hat, wird sich auch den Mißerfolg gestatten. Denn der Mißerfolg ist ja nichts anderes als die andere Möglichkeit derselben Bemühung.

Der Wert der Leistung – im Sport haben wir das in den vergangenen Jahren zunehmend durch die Popularisierung der Breitensportbewegung gegenüber dem Hochleistungssport erfahren und allgemein als richtig und selbstverständlich akzeptiert –, dieser Wert der Leistung liegt vor allem in dem inneren Prozeß, der zu dieser Leistung geführt hat, und weniger in dem objektiven Ergebnis der absoluten Leistung. Sind es die Bilanzen allein, die ein Unternehmen bezeichnen?

Es sind vor allem auch die Wege, die ein Unternehmen zum Erfolg führen. Seine Ideen, Vorstellungen, Visionen; einerlei, ob ich Maschinen, Puddingpulver oder Computer herstelle. Ob Unternehmer, Manager, Familienmitglied, Sportler – um den eigenen Weg kommt keiner herum. Und damit auch nicht um das eigene Risiko. Das ist eine Erkenntnis von so allgemeiner Gültigkeit, daß sie leicht in Vergessenheit gerät.

Ich denke an den Olympiasieger Willi Kuhweide, den auch seine Gegner als Segelgenie anerkannt haben. Ein Segelgenie, wie ein anderer ein Verkaufsgenie ist oder ein Organisationsgenie. Das Erfolgsgeheimnis des Seglers Willi Kuhweide bestand darin, daß er während einer Regatta auf einen Punkt zufuhr, den niemand außer ihm ansteuerte, weil an diesem Punkt kein Wind war. Kuhweide aber ahnte, daß dort Wind hinkommen würde, und verließ sich auf seinen Instinkt, sein Gefühl – und tatsächlich: Hatte er den Punkt erreicht, war an der angestrebten Stelle sehr häufig der Wind, auf den er vertraut hatte, und der eigene Kurs hatte Kuhweide einen entscheidenden Vorsprung verschafft. Zahllose Regatten hat er auf diese Weise gewonnen.

Der Anteil der Übergewichtigen an den unterschiedlichen Krankheitsgruppen

85% Zuckerkrankheit
75% Hohe Blutfette
70% Gicht
60% Herzinsuffizienz
50% Degenerative Skeletterkrankungen
50% Bluthochdruck
40% Gallensteine

Faustregel:
20 kg Übergewicht reduzieren die Lebenserwartung um mindestens fünf Jahre!

Als Zehnkämpfer bin ich von einem bestimmten Punkt meiner Fähigkeiten an immer den Weg gegangen, den die anderen nicht gingen oder gehen konnten, weil es niemandes Weg war, nur meiner. Oft genug verstieß dieser Weg gegen jede Erkenntnis aus der Trainingslehre. Aber es war mein Weg.

Es war die Zeit vor meinem Weltrekord. Ich hatte über mein Studium zum Diplom-Sportlehrer herausgefunden, daß meine Kraft im Oberkörper unverhältnismäßig größer war als die Kraft in meinen Beinen. Trainingsgrundsatz damals: Krafttraining für die Beine schadet der Schnelligkeit. Ich aber glaubte daran, meine Schnelligkeit erhöhen zu können, wenn ich das unausgeglichene Kräfteverhältnis zwischen Oberkörper und Beinen ausgleichen würde. Fast jeden Tag habe ich zur Stärkung meiner Beinmuskulatur bei Kniebeugen an die zehn bis fünfzehn Tonnen bewältigt. Proportional mit dem Kraftzuwachs mußte ich natürlich viel Lauftraining machen, um den Muskelquerschnitt funktionsfähig zu halten. Zunächst hat meine Schnelligkeit unter dem Muskelzuwachs erheblich gelitten. Ich aber hatte ein Langzeitprogramm, das den Rückschlag des Augenblicks in Kauf genommen hatte. Ich sagte mir, das machst du jetzt den ganzen Winter hindurch, dabei wirst du nicht nur stärker in den Beinen, sondern du verbesserst durch das viele Laufen zugleich deine Ausdauer und dein Stehvermögen, und im Frühjahr trainierst du Schnelligkeit auf einer ganz neuen Basis.

Ein Trainer, der immerhin ein erfahrener Mann im Hochleistungssport war, hat mich ausgelacht und meinen Konkurrenten erzählt, wenn der Bendlin im nächsten Jahr 11,8 über 100 Meter läuft, dann hat er Glück gehabt. Ich wollte unter 10,8 Sekunden laufen. Ich lief herum wie ein Teddybär und flog vor Kraft fast auseinander. Im folgenden Wettkampfsommer habe ich sämtliche Bestleistungen, vom Sprint bis zum Diskuswerfen, auf der Basis des neuen Kräfteausgleichs und Kraftzuwachses verbessert. Es war der Anfang zu meinem Weltrekord. Einige Jahre später hat der sowjetische Sprinter Valeri Borsow als Doppel-

Olympiasieger von München 1972 endgültig bewiesen, daß reine Kraft in Schnelligkeit ungewandelt werden kann. Nicht die gültige Trainingslehre war entscheidend für mich, sondern die Suche nach einem neuen eigenen Weg, an den ich glaubte.

Was für den Zehnkämpfer gilt, hat in abgewandelter Form auch für den Manager, den Verkäufer, den Unternehmer seine Gültigkeit. Ich suche den Weg, der mir entspricht, und trenne mich von den Karriereleitfäden, vom sicheren Weg in die sichere Durchschnittlichkeit. Ich suche, und solange ich suche, bin ich unsicher. Wenn ich nicht mehr suche, holt Schritt um Schritt, auch wenn ich es lange Zeit nicht bemerke, der Mißerfolg auf. Sobald ich mich nur noch in Sicherheiten befinde, bin ich so gut wie verrostet. Meine Entwicklung ist zu Ende. Das ist ein Naturgesetz im Sport. Der vergnüglichere Doppelgänger unserer Industriewelt schaut uns an, fordert uns auf. Trenne dich von deinen Sicherheiten. Daß das vergnüglich ist, müssen wir immer wieder neu lernen. Wenn ich das Selbstvertrauen habe, meinen eigenen Weg zu gehen, fällt es mir auch leichter, den erfolgreichen anderen Weg meiner Kollegen, Konkurrenten zu würdigen, ohne mich selbst in Frage gestellt zu sehen.

Warum so viele so oft so mopsig sind

Konflikte werden häufig durch übermäßige Ernährung kompensiert.

Die heute noch falschen Eßgewohnheiten liegen oftmals in der Kindheit: »Wenn du den Teller leer ißt, erhältst du ein schönes Eis mit Sahne.«

Wochenend- und Fernsehmast lassen grüßen!

Eine im Sport alltägliche Erfahrung sollte auch das Denken und Handeln im Geschäftsleben mitbestimmen: der zwangsläufige Wechsel von Gewinnen und Verlieren. Keiner kann ewig gewinnen. Niemand wird ewig verlieren. Ich meine jenen Wechsel von Gewinnen und Verlieren, bei dem das eigene und auch das allgemeine Leistungsniveau unverändert bleiben.

Im Spitzensport erfahren wir das ständig. Heute die Navratilova, morgen die Evert-Lloyd, übermorgen Lendl oder Becker. Das Publikum sieht nur auf die Medaillenplätze. Wer hat Gold, Silber, Bronze gewonnen? Die Athleten selbst aber sehen auf ihre eigene Leistung, auf die Leistungsdifferenz, die an diesem Tag den Ausschlag zwischen Gewinnen und Verlieren gegeben hat, und sehen auf den nächsten Wettkampf, bei dem alle Plätze wieder vertauscht werden können. Daran glauben sie, weil sie ihr Leistungspotential kennengelernt haben und seine Bedeutung über die Umstände, die zu Sieg oder Niederlage eines Tages geführt haben.

Gewiß ist es nicht leicht, eine Unternehmensleitung dazu zu bringen, den Verlust von zwei, drei Punkten am Aktienmarkt hinzunehmen. Nehmen wir den Profifußball, wo das Ausscheiden eines Fußballteams im Kampf um die Meisterschaft oder um einen Pokal einen Kursverlust an der Fußballbörse zur Folge hat. Kurz: Es entstehen finanzielle Einbußen, die Folge des sportlichen Mißerfolgs sind. Doch den erfahrenen Athleten oder Geschäftsmann und Trainer oder Manager verbindet eines: die auf der Erfahrung mit sich selbst und dem eigenen Leistungsvermögen gewonnene Gelassenheit, Niederlagen hinzunehmen. Ohne diese Gelassenheit gegenüber der Möglichkeit der Niederlage ist kontinuierlicher Erfolg wahrscheinlich überhaupt nicht erreichbar.

Wir kennen im Sport das Doping, die manipulierte Leistung, die auf geliehenen, nicht auf den eigenen Kräften beruht. Wir finden diese Entsprechung in manipulierten Verhaltensweisen und Bilanzen von Wirtschaftsunternehmen oder in persönlichen

Tips für Füllige

Erstellen Sie sich einen Speiseplan!
Planen Sie Ihren Einkauf sorgfältig (Einkaufszettel)!
Kaufen Sie nicht mit hungrigem Magen ein!
Planen Sie mit einer Kalorientabelle!
Stellen Sie Ihre »Schwächen« weit weg, zum Beispiel in den Keller!
Ändern Sie schrittweise Ihre Ernährungsgewohnheiten!

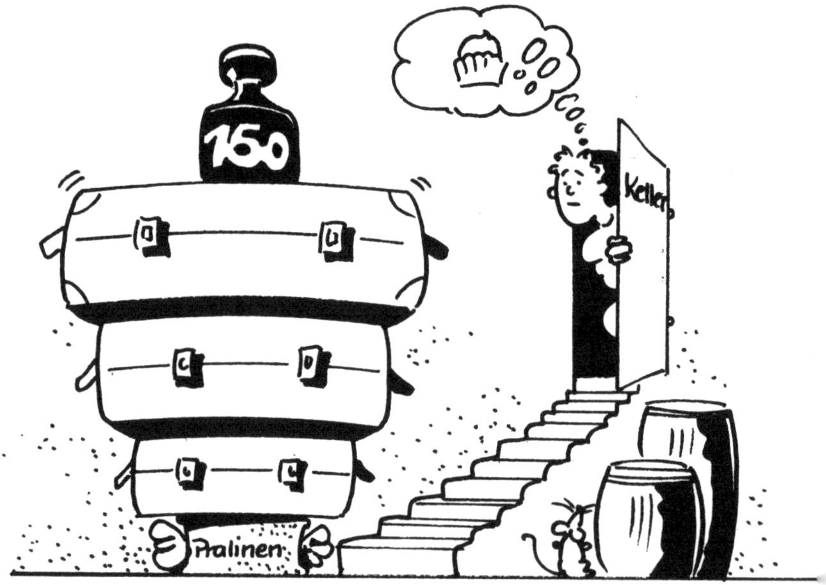

Erfolgsstatistiken, vom Manager bis zum Vertreter. Im Überlebenstraining ist einmal eine Frau zu mir gekommen, deren Mann an verantwortlicher Position stand, dessen Arbeitsergebnisse jedoch ziemlich offenlagen und von vielen deutlich zu beurteilen waren. Der daraus für ihn entstandene Druck hatte sein Verhalten so verändert, daß er auch im privaten Bekanntenkreis – wenn seine Frau nicht dabei war – lauter Heldengeschichten von sich selbst erzählte.

So, wie es ihm selbstverständlich geworden war, das Produkt, das er verkaufen sollte, zu schönen, so schönte er auch sein eigenes Leben und projizierte sich in ein Leben hinein, das er niemals führen würde. Übertriebene Erfolgssucht oder Angst vor dem Mißerfolg führen hier wie dort in einen luftleeren Raum, wo der Endpunkt nur eine Frage der Zeit ist. Es gibt nur ein Doping für die optimale persönliche Leistung, und das steckt in jedem selbst: Begeisterung, Herausforderung, Hingabe. Im Sport erscheint uns dies als eine Spielregel, die wir gar nicht mehr hinterfragen, weil sie unseren eigenen Bedürfnissen und Überzeugungen entspringt. Doch was wir im Sport verurteilen, wird für das scheinbare Wohl eines Unternehmens, den scheinbaren Erfolg der Karriere oft genug ebenso fraglos gerechtfertigt: der Verstoß gegen die Fairneß, der Selbstbetrug, der Betrug an Konkurrenten. Der Zweck heiligt die Mittel. Der Sport als Doppelgänger der modernen Industriegesellschaft wirklich ernst genommen, ist plötzlich gar nicht mehr so vergnüglich, er ist sogar lästig, weil er uns den Blick dafür öffnet, was wir zerstören im Namen unseres Existenzkampfes: unsere innere Existenz.

Erfahrungen an der Leistungsgrenze

Die erschlichene, die geliehene, die falsche Leistung liefert auch nicht die wahre Erfahrung, denn sie hat mir nicht die Geschichte meiner Entwicklung zu bieten. Dieses langsame, beständige Anwachsen der Kräfte in meinem Körper, die Zunahme der Intensität meiner Fühlfähigkeit, zwischen Körper und Sinnen, die langsame Festigung meines Selbstvertrauens durch Selbsterfahrung und schließlich das großartige Erlebnis im Grenzbereich seiner Leistungsfähigkeit. Und wer die Begeisterung, die Bereitschaft, die Hingabe hat, erfährt, indem er diese Grenze berührt, vielleicht das Glück, sie zu durchbrechen – und er betritt einen neuen, fremden Raum. Einen Raum, von dem ich persönlich nicht losgekommen bin, an dem ich mich immer berauscht habe, so daß ich meine Athletenkarriere verlängerte, bis ich schließlich bereit war, diese Grenze in meiner beruflichen Existenz neu zu suchen und zu übertragen.

Ich habe herausgefunden, daß Grenzerfahrungen, die ich im Sport gemacht hatte, sich vollkommen in andere Lebensbereiche übertragen lassen – und doch immer individuell bleiben, gebunden an die eigene Erfahrung, die eigenen Wünsche und Lebensvorstellungen. Aber auch gebunden an den, der man ist und der einem im Erlebnis mit seinen eigenen Grenzen neu erscheint.

Es war für mich nichts anderes als der intensivste Nachweis, daß ich am Leben bin. Der Weg dorthin ist am Anfang immer mit Schmerzen, seelischen wie körperlichen, verbunden. Über die Philosophie des Yoga lernte ich den Schmerz bewußt anzunehmen, weil er zu dieser Wirklichkeit gehört und so an Wirksamkeit abnimmt. Ich verlor die Angst vor dem Schmerz, und der Schmerz wurde mir vertraut, und ich erwartete ihn als eine sehr schwierige, gefährliche Passage in einer Steilwand auf dem Weg zum Gipfel. Von außen gesehen, konnte man sagen, daß mein Körper gequält wurde. Das zu lieben wäre Masochismus gewesen. Doch es war ja nicht Masochismus, sondern es war eine zwangsläufige Station auf dem Wege zu einer tiefen Erfahrung. So war der Schmerz subjektiv für mich etwas, das mich auf das Erlebnis mit meinen Grenzbereichen erst vorbereitet hat. Nur so wird die sportliche und eben nicht allein die sportliche Leistung fruchtbar, in dem nicht der Zwang über mich herrscht, sondern indem ich über den Zwang herrsche – durch die Herausforderung und deren erfolgreichen Ausgang! Anders wäre ich nicht über meine Leistungsgrenze gestoßen.

Es war das Olympiajahr 1968, und ich war Weltrekordler im Zehnkampf seit dem vergangenen Jahr, und ich war der Olympiafavorit. Im Training hatte ich mir einen Meniskusriß zugezogen und wurde im März operiert. Es dauerte gut vier Wochen, bis ich wieder einigermaßen gehen und mit leichtem Lauftraining beginnen konnte. Ein knappes halbes Jahr noch bis zur Olympiaentscheidung in Mexico City. Ich bin alleine an die Küste von Südfrankreich gefahren, um dort zu trainieren, das verlorene Training aufzuholen.

Um meine Olympiachancen wieder zurückzuholen, habe ich wie ein Besessener trainiert. Zum Beispiel zehnmal dreihundert Meter Tempolauf durch tiefen Sand die Dünen hoch unter hoher Belastung. Durch die lange Trainingspause war die Muskulatur noch nicht wieder an Hochleistung gewöhnt, der Kreislauf noch nicht wieder stabil genug. Es war egal, ich lief im Rauschzustand. Als ich das sechstemal die dreihundert Meter durch den Sand gerannt bin, habe ich mich oben auf dem Rand der Düne vor Überanstrengung übergeben. Der Körper, an seiner Grenze angekommen, war übersäuert und warf alles heraus, was ihn belastete. Nach dem zehnten Tempolauf zur Düne hinauf bin ich zusammengebrochen. Als ich wieder zu mir kam, war es, als befände ich mich in einer anderen, einer gereinigten Welt. Ich sah die Zweige der Kiefer über mir vor einem unglaublichen Himmel, so blau, so klar, so überwirklich, als wäre ich zweimal wach.

Leider ist es den meisten Menschen nicht möglich, Schmerzen zu »überlaufen«. Es war ein Rausch, und in diesem Rausch gab es einen ständigen Dialog in mir selbst. Der eine schrie zuerst: Aufhören, genug. Und der andere schrie: Weitermachen. Der eine spürte noch die Schmerzen, und der andere genoß schon den vor ihm geöffneten weiten, stillen Raum. Es war, als bestünde ich aus zwei Körpern.

Bei jedem 400-Meter-Lauf, der letzten Zehnkampfübung des ersten Tages, habe ich diesen Raum betreten, der die Grenze umgibt und schließlich über sie hinausführt. Zuerst gibt es einen unberechenbaren Angstzustand vor dem Start. Du schaust über die Bahn, und du weißt, wenn du da hinten ankommst, bist du ein anderer geworden. Du gehst an den Startblock, und es ist wie eine Halluzination – du bist schon ein anderer! Da ist kein Druck, keine Angst, nur dein Wille, deine Glut. Dann kommt der Schuß, und du bist bereit, dich wegzugeben, und läßt dich los.

Nach 120 Metern, spätestens aber 80 Meter vor dem Ziel, habe ich den Schmerz erlebt, Schmerzen, die meinen ganzen Körper wie in einem Krampf blockieren wollten. Die maximale Übersäuerung der Beinmuskulatur war da schon überschritten, und ich erlebte – praktisch wie ein Zuschauer, der neben mir lief –, wie die gespeicherten Details abliefen: Nicht schaukeln, aufrecht laufen, Arme extrem einsetzen – du gewinnst!

Der Schmerz war schon längst nicht mehr in mir. Ich hatte die Grenze meiner Leistungsfähigkeit überschritten und war nun in dieser Zone, in der man sich selber sieht wie in einem Film, nur daß die Augenblicke unendlich ausgedehnt sind, wie bei einer Zeitlupe. Für Augenblicke war es, als liefe ich durch ein anderes, freieres, gereinigtes Leben, die Geräusche traten zurück, alle Reize verschwanden, und ich lief wie durch einen unendlich friedlichen Traum, während mein Körper eigentlich schon mit seinen Kräften am Ende war. Doch solange mich meine Beine noch trugen, hatte der Rausch noch Besitz von mir ergriffen.

Später habe ich mich immer wieder an diese Erlebnisse jenseits meiner Leistungsgrenze zu erinnern versucht, aber das Bewußtsein reicht nicht mehr aus, um das Volumen dieser Erfahrung zu erfassen.

Die wichtigen Partner: Ernährung und Sport

Unser Gewicht wird weitgehend bestimmt durch das Verhältnis Energieverbrauch zu Nahrungsaufnahme, denn das Übergewicht wird in seiner Ursache in den seltensten Fällen ein Drüsenversagen sein.

Die Fettzellen-Theorie, bei der in den ersten beiden Lebensjahren durch falsche Ernährung übermäßig Fettzellen angelegt werden, mit denen man sich dann lebenslang (ob man will oder nicht) herumzuschlagen hat, scheint da eher zuzutreffen.

Das soll nun jene, die sich jetzt angesprochen fühlen, nicht resignierend zum Kühlschrank laufen lassen – es ist noch nicht aller Tage Abend. Apropos Abend – da passiert's, weil er so schön gemütlich ist und man sich gern für den Tag belohnen will, drückt man vor der Nacht noch ein Auge zu. Die »bombigen« Reserven verbleiben dann durch die nächtliche Ruhigstellung des Körpers in allen möglichen Verstecken als Langzeitwirkung gegen schwere kalte Winter.

Fasten nach Festtagen mit üppigen Mahlzeiten und Alkohol ist als Entlastung zu empfehlen. Wenn Sie gesund sind, können Sie entweder nur einen Tag oder eine ganze Woche nach dem folgenden Plan fasten.

Fastentag

Morgens	1 bis 3 Tassen Kräutertee (Kamille, Melisse) oder milden schwarzen Tee mit Zitrone 2 bis 3 Liter Mineralwasser
Mittags	1/4 Liter Gemüsebrühe oder 1/4 Liter Gemüsefrischsaft oder 1/4 Liter Gemüsesaft aus der Flasche, mit Wasser verdünnt, heiß oder kalt

Nachmittags	1 bis 2 Tassen Kräutertee (Hagebutte, Malve, Pfefferminz oder Apfelschalentee) oder milden schwarzen Tee mit Zitrone
Abends	0,3 Liter Obstsaft, nach Geschmack mit Mineralwasser verdünnt, oder Gemüsesaft oder heiße Gemüsebrühe

Essen ohne Quälen!

Bleiben Sie bei Ihren gewohnten Nahrungsmitteln, aber reduzieren Sie die Menge erheblich.
Schaffen Sie sich einen Festcharakter beim Essen – etwa mit Kerzen.
Wählen Sie große Teller, und dekorieren Sie diese voluminös – Salatblätter schaffen den Eindruck eines vollen Tellers.
Nehmen Sie kleines Besteck – den Teelöffel für die Suppe, die Stäbchen für den Reis.
Lassen Sie sich Zeit, erleben Sie das Essen bewußt.

Der Wochen-Trainingsplan – nicht nur für Füllige, sondern auch für Anfänger

Variante I *Radfahren* (20 Minuten gemütliche Geschwindigkeit)

- ○ Das Landschaftsbild bewußt wahrnehmen;
- ○ An steilen Bergen absteigen und zügig hochgehen

10 Minuten Gymnastik

- ○ Dehnung, Beweglichmachung
- ○ Das Fahrrad dabei nach Phantasie mit einbeziehen
- ○ Kraftübungen mit dem Fahrrad

15 Minuten Zurückfahren bei etwas erhöhtem Tempo

5 Minuten vor der Ankunft zu Hause das Tempo wieder stark reduzieren (»Ausstrampeln«)

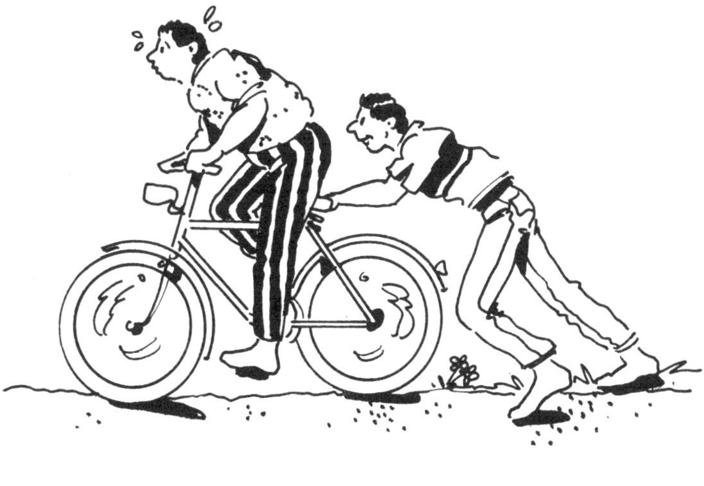

Variante II Schwimmen

5 Minuten gemütliches Schwimmen
100 Sekunden schnelles Schwimmen (90 %)
2 Minuten gemütliches Schwimmen
5 Minuten erhöhtes Schwimmen (60 %)
2 Minuten gemütliches Schwimmen
5 bis 10 × 50 Meter Kraulbeinschlag (gestreckte Arme und Schwimmbrettunterstützung)

- Die Intensität richtet sich nach dem Trainingszustand (50 bis 100 %)
- Die jeweiligen Pausen zwischen den Intervallen betragen zwischen einer und drei Minuten

3 bis 5 Minuten gemütliches Ausschwimmen

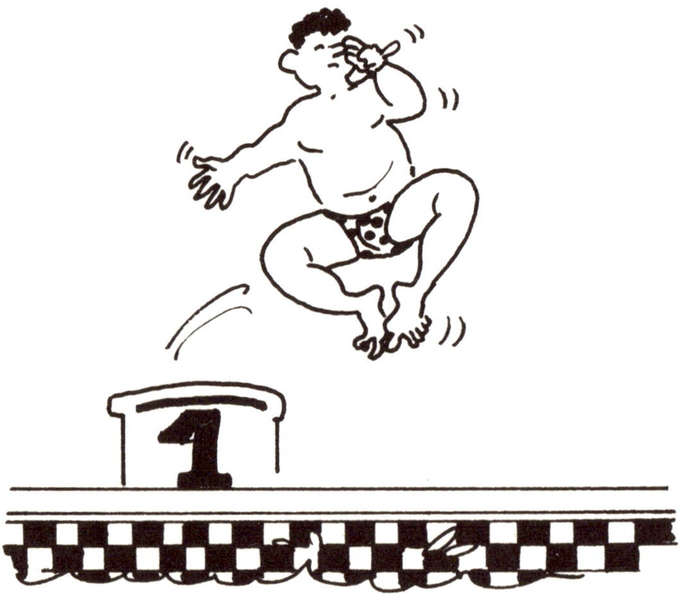

Variante III »Auf Schusters Rappen«

3 Minuten schnelles Gehen
1 Minute Gehen
1 Minute Traben
1 Minute Gehen
2 Minuten Traben
1 Minute Gehen
3 Minuten Traben
10 Minuten Gymnastik (Dehnung, Beweglichmachung, Kräftigung)
2 Minuten Traben
1 Minute Gehen
3 bis 5 Minuten Traben.

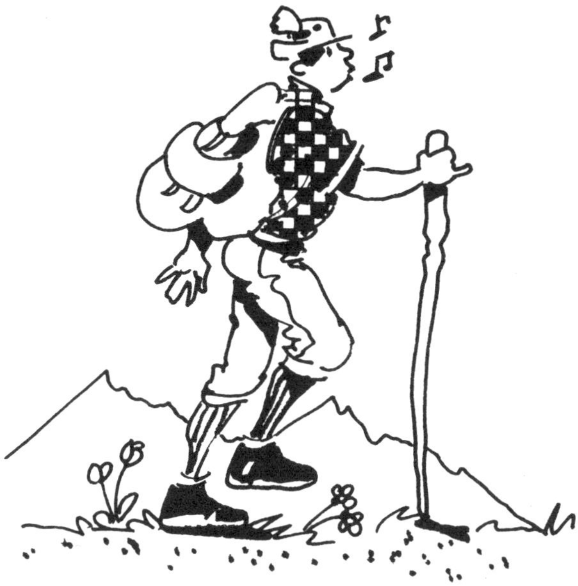

Brot

Am vierten Tag erwachen sie mit dem Gedanken an das Brot. Wir backen es aus Vollkornschrot und Roggenmehl. Der Ofen wird vorgeheizt, und sie schauen fasziniert zu, wie sich der Brotteig auf dem Backblech ausbreitet. Ein Riesenbackblech voll mit kleinen, schmalen Broten, achtzehn Stück, und jeder malt sich aus, wieviel er davon essen kann. Aber es erwartet sie noch ein Schock, der sie ganz unvermittelt trifft. Ich frage: »Welches dieser Brote wollt ihr für euch?« Sie verstehen nicht gleich, und es ist nicht leicht für sie, diese Enttäuschung zu überwinden, daß nur ein einziges der Brote für alle bestimmt ist.

Hunger und Freude auf das Brot sind jedoch stärker als die Enttäuschung über die geringe Menge, die sie bekommen werden. Wir haben Tee aus Minze gekocht. Einige haben Feldblumen gepflückt und zur Feier des Tages auf den Tisch gestellt, an dem wir essen werden. Ich glaube, lange Zeit hat keiner von ihnen mehr so bewußt sein Stück Brot gegessen, und jeder Bissen Brot ist unendlich kostbar, und ich genieße ihre strahlenden, glücklichen Gesichter. Das Brot ist ein Fest.

In dieses Glück hinein erkläre ich ihnen, daß ich sie an diesem Abend zu einem »kleinen Streifzug durch die Natur« einladen wolle. Sie sind begeistert; das Brot im Magen und drei harte Tage hinter sich. Ich erzähle, daß ich ihnen eine wunderschöne Landschaft zeigen werde, die sie erleben würden. »Unser Streifzug wird etwa dreißig Kilometer lang sein. Wir gehen gemeinsam los, wenn es Abend geworden ist, und jeder wird am nächsten Morgen alleine nach Hause finden müssen. Habt keine Angst, wenn ich euch irgendwo im Wald, an einem Feldrand aussetze, wer unbedingt will, kann auch mit einem anderen zusammen übernachten.«

Die Brot-Euphorie kühlt sich merklich ab. Dreißig Kilometer. In der Nacht allein in einem völlig fremden Gelände. So stellen sie sich die Nacht vor, die sie nun erwartet, ohne wirklich zu ahnen, was auf sie zukommt. Ich gebe ein paar Tips: Zehennägel schneiden vor dem

Marsch, die Füße kalt waschen, keine neuen Schuhe nehmen, die Strümpfe möglichst ohne Flickstellen und nicht durchgeschwitzt. Dann legen wir uns hin, ruhen uns vor dem Marsch aus, denn das Brot hat zwar ihre Stimmung gehoben, aber ihre Körper hat es nicht kräftiger gemacht.

Wenn wir aufbrechen, ist es ziemlich still in der Runde. Ich sage noch einmal, daß sie viel trinken sollen wegen des Flüssigkeitshaushaltes in ihrem Körper (außerdem gibt es auf der langen Strecke nicht so eine Wasserqualität wie im Camp). Unser Marsch beginnt als Touristenführung. Das Hünengrab, das Seeufer und seine Landschaftsformationen. Wir marschieren um den See, das sind schon fünfzehn Kilometer.

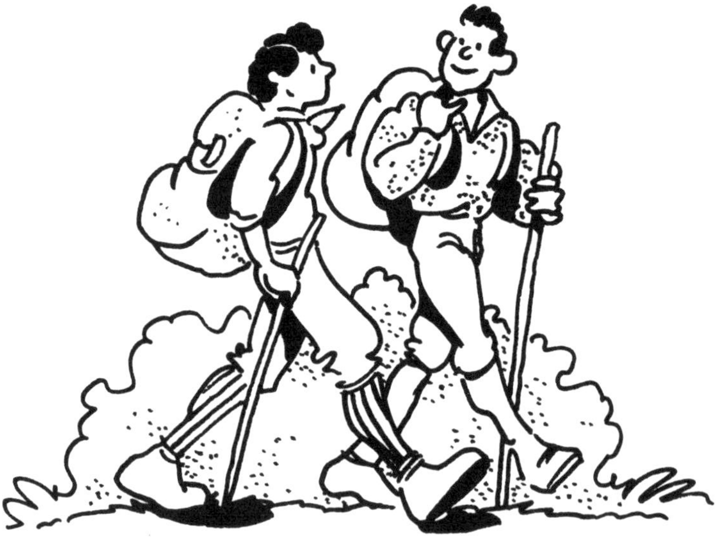

Es ist dunkel geworden, wir verlassen das Seeufer, es geht in den Wald hinein. Der Wald, durch den wir gehen, ist so dicht, daß die Bäume selbst bei Vollmond kaum Schatten werfen, der Schatten ist allgegenwärtig. Kreuz und quer gehen wir durch diesen Wald, während ich, mindestens im Abstand von einem Kilometer, einen nach dem anderen aus der Gruppe aussetze und zurücklasse.

Am Anfang spüre ich, wie sie versuchen, sich die Richtung zu merken, und nach einer Weile spüre ich, wie sie es aufgegeben haben und sich an einen Satz klammern, den ich beim Abmarsch gesagt hatte: Eine Nacht am Frankfurter Hauptbahnhof ist viel gefährlicher als eine Nacht in der Wildnis. Die Ängstlichen hoffen bis zuletzt, daß sie bei mir bleiben und mit mir den Weg zurückgehen können. Sie hoffen, je länger sie bei mir bleiben, um so näher rücken sie wieder dem Camp. Doch ich bin herzlos, um sie nicht um ihr Erlebnis und ihre Erfahrung zu bringen. Die, die sich an meine Gegenwart klammern, haben es am nötigsten, mit ihrer Angst allein zu sein, damit sie sie überwinden können. Ist der letzte zurückgeblieben, gehe ich über die Wege, die ich schon als Kind immer benutzt habe, zu einem altvertrauten Platz und verbringe auch meine Nacht alleine draußen, denke nach, schlafe ein wenig. Ehe es hell geworden ist, bin ich wieder im Camp.

Gesund leben mit der Leistung

Leistung im Beruf, Leistung im Sport. Der Mensch im Dauerstreß? Lange Zeit hat die Medizin den engen Zusammenhang zwischen unserem Hormonsystem und einer typischen Erscheinung unserer industriellen Leistungsgesellschaft nicht erkannt: den Streß.

Erkennen wir ihn in der Unternehmenswelt? Erkennt ihn der einzelne Mensch für sich selbst? Und wenn wir ihn erkennen, ziehen wir die notwendigen Konsequenzen? Streßabbau, Streßausgleich? Leben mit der Leistung – ja. Aber gesund! Der Sport liefert mehr als die bloße Möglichkeit, sich vom Streß zu entlasten. Er liefert Programme und Einsichten über die Erfahrung, die wir mit unserem Körper machen. Aber er liefert auch Gefahren, wenn wir ihn falsch einsetzen und ihn nicht als Entlastungsfunktion, sondern zum Verstärker der Streßbelastung machen.

Grundsätzlich gilt: Zu einer Hochleistung im Beruf darf eine zweite Hochleistung im Sport für den untrainierten oder durchschnittlich trainierten Menschen nicht hinzukommen.

Jene Hochleistung verdoppelt den Streß, indem sie die Belastung des Arbeitstages – Konferenzen, Auseinandersetzungen oder Termindruck – nicht ausbalanciert, sondern über die Arbeit mit dem Körper reproduziert.

Der Manager beispielsweise, der zwölf Stunden unter Hochdruck am Schreibtisch gesessen hat und der abends in die Sporthalle geht, um all den aufgestauten Druck loszuwerden, indem er sich körperlich bis zur totalen Erschöpfung ausarbeitet, begeht einen Fehler. Mit diesem Fehler geht das Versäumnis des entscheidenden Erlebnisses zu seiner Regeneration einher: *das Gefühl für sich selbst!*

Die körperliche Betätigung soll ja gerade dazu führen, daß er nach den Belastungen des Tages, in denen überwiegend Funktionen, Strukturen und Ordnungsabläufe im Vordergrund standen, sehr sanft zu sich selbst zurückkehrt. Sportart und Belastung müssen Ablage- und Aufbaufunktion erfüllen. Er muß sich selber spüren. In welchem Zustand befindest du dich? Die Fühlfähigkeit für seinen Körper macht ihn sensibel für das im Arbeitsprozeß unterdrückte Ich. Er schwitzt, er riecht, sein Sehen, sein Hören verändern sich, indem alles wirklicher wird, unmittelbarer. Über die Arbeit mit seinem Körper als der während des Tages vergessenen Hälfte seiner Existenz findet er zu seiner wahren Identität zurück. Schließlich gehört er nicht zu seinem Schreibtisch, wie die Stuhllehne zum Stuhl gehört.

Diese Erfahrung aber wird häufig gerade von jenen versäumt, die sie am nötigsten brauchen, weil ihnen Leistung und Einsatz permanent, und das in höchster Konzentration, abverlangt werden. Sie sind jedoch oft so daran gewöhnt, sich in allem, was sie tun, total auszuschöpfen, daß sie im Sport nach denselben Verhaltensmustern reagieren. Von dem Zustand des inneren Friedens, dem Gleichgewicht zwischen Körper und Seele, entfernen sie sich dadurch noch mehr.

Meine eigene Erfahrung mit dieser falschen Leistungsanforderung, die meinem Körper keine Möglichkeit zur Regeneration gab, endete in einem übertrainierten Zustand: Die Leistungen verschlechtern sich extrem, Freude und Begeisterung für Training und Wettkampf gehen verloren. In solch einer Phase reagiert der Körper – wenn man ihn nicht in Ruhe läßt – durch Verletzung, aber auch mit Entfremdung von mir selbst.

Ich lebte damals im Kölner Studentenheim. Wenn ich manchmal vom Training nach Hause kam, besaß ich kaum noch die Kraft, die Treppe hochzusteigen. In solchen Momenten wurde ich manchmal von einer Traurigkeit befallen, die ich nicht erklären konnte. In dieser Art von Einsamkeit fühlte ich mich wie abgestorben und war meiner sonst so positiven Welt fern und fremd. Es gab wenige Zeiten in meinem Leben, in der mir das Hochleistungstraining keine Freude mehr gemacht hat, denn meist triumphierten die auferlegten Zwänge über das Eigentliche, die Freude an der sportlichen Herausforderung.

Wenn der Körper so über seine natürlichen Kontrollmechanismen hinaus ausgeschöpft wird, daß er seine Fühlfähigkeit verliert und das eigentliche Körpererlebnis in der Überlastung untergeht, bleibt der Mensch auf der Strecke. Körperlich wie seelisch.

In diesem Zusammenhang denke ich oft an die vielbewunderten Manager erfolgreicher Unternehmen, die sich in gesundheitliche Bedrängnisse bringen, weil sie neben ihrer beruflichen Höchstleistung eine zweite Höchstleistung durch intensiven Sport schaffen, ohne dafür die organischen, muskularen und nervalen Voraussetzungen zu besitzen.

Im Spannungsfeld zwischen Gesellschaft, Unternehmen und Familie ist seine Erwartungshaltung und die der anderen auf Leistung ausgerichtet. Wer einmal Leistung erbracht hat, muß sie anderen und sich selbst gegenüber immer wieder unter Beweis stellen. Dieser dynamische Prozeß ist gut geeignet als Dauerbrenner der Motivation für die Leistung im Beruf, auch für die Leistung des Hochleistungssportlers, nicht jedoch für Führungskräfte, die zwölf Stunden und mehr arbeiten. Diese zweite Höchstleistung führt unweigerlich an den Abgrund – weil sie die falsche Leistung ist.

Der berufliche Mißerfolg liefert jedoch dieselben Irrwege. Oft wird die körperliche Leistung halb bewußt, halb unbewußt als Kompensation des beruflichen Mißerfolgs eingesetzt, ja häufig genug geradezu als eine sich selbst auferlegte Härte, beinahe im Sinne einer Selbstbestrafung, übertrieben.

Auf der Strecke bleibt neben dem Menschen die positive Kraft des Körpers.

Eine Kraft richtig zu erkennen und zu nutzen kann zugleich eine Einsicht in die eigene Lebensführung und Lebensphilosophie mitliefern.

Selbstbeurteilung, Selbstdisziplin, Mäßigung

Die Einsicht: Kein Mensch hält pausenlos seine Erfolge durch – weder physisch noch psychisch –, wenn er sich nicht, ohne an Erfolg und Leistung zu denken, ausruhen und entspannen kann, seine Kräfte erneuern. Die Arbeit mit dem eigenen Körper darf keine Flucht vor der Seele, muß eher ein Weg zu ihr sein. Denn Leistung funktioniert nur unter Spannung. Und die Kraft für die Spannung wächst aus der Entspannung.

Die Investition, die ich permanent nach außen lenke, nämlich meine Kraft, meine Leistung, muß ich auf mich selbst zurücklenken, indem ich mich von der Leistung beurlaube. Ohne die Investition Ruhe bricht früher oder später meine Leistung zusammen, wenn ich nur immerzu Kraft aus meiner Substanz für mein Handeln investiere und dabei das Wesentliche auf der Strecke verliere: meine Gesundheit, mein Gefühl für mich selbst, mein Gefühl für andere Menschen, mein Bedürfnis nach elementaren Erlebnissen. Die einseitige ausschließliche Konzentration auf ein Leistungsziel kann engstirnig, rücksichtslos und leblos machen. Körper und Seele haben dann kein harmonisches Gleichgewicht mehr, sondern stellen nur eine krankhafte Gleichheit dar.

Der Segen der Müdigkeit

Zurück zu deinem Körper, das heißt auch immer zurück zu deiner wahren Natur. Jeder psychische Druck äußert sich, ohne daß wir es sofort spüren, körperlich. Zehn Stunden, zwölf Stunden an Schreibtisch und Konferenztischen: Konzentriert, diszipliniert – und dabei bleibt die Fassade freundlich, geschäftsmäßig, konziliant, beherrscht. Körper und Seele aber ziehen sich unter Krämpfen zusammen, verzerren sich, und über Stunden kann diese Verspannung nicht abreagiert werden.

Man kommt nach Hause – und entlädt sich am falschen Objekt. An der Familie. Die Spannung drängt hinaus. Wir wissen von psychotherapeutischen Gruppen, in denen der freie Lauf der Aggressionen, der Schrei, Teil der Heilbehandlung ist. Auch der Schrei ist eine körperliche Verspanntheit, die sich explosiv entlädt, im Grunde genommen eine akustische Form von Gewalt.

Der Sport, die Arbeit mit dem Körper, liefert uns das geeignete Objekt zum Abbau unserer Spannungen: uns selbst.

Manchmal komme ich nachts von Seminaren von irgendwoher nach Hause, aufgeladen bis unter die Haarwurzeln. Meine Familie schläft bereits. Ich gehe noch nicht ins Bett, sondern muß noch eine kleine Weile laufen. Jetzt, mitten in der Nacht, habe ich das Bedürfnis zu laufen, und ich spüre von Kilometer zu Kilometer, wie sich die Spannung in mir löst. Der Tag läuft noch einmal vor mir ab, meine Stirn wird frei, meine Muskulatur in den Schultern, im Rücken locker. Ich fühle mich, fühle jenes Ich, das sich immer nach Ausgleich, Harmonie und Frieden sehnt.

Es kommt beim Laufen zu einem kolossalen Dialog mit mir selbst, und ich vergesse die Zeit, vergesse meine eigene Bewegung. Plötzlich ist es da, ich spüre, wie sich mein Denken, mein Bewußtsein ausgedehnt hat. Nach dieser positiven Daseinsbewältigung kann mich nichts mehr quälen.

Was während des Laufens passiert, ist leicht erklärbar: Es findet eine körperliche Regulation über den Stoffwechsel statt. Eine erhöhte Durchblutung des ganzen Körpers steigert den Sauerstoffumsatz, der im Körper umgeschichtet wird. Das heißt, die während des Tages einseitig auf das Gehirn und das Nervensystem ausgerichtete Arbeitsleistung meines Körpers wird ausbalanciert und nun auf meinen gesamten Körper verteilt. Die aufgeschichteten Streßhormone im Körper werden abgebaut, und ich werde ruhiger. Nun erlebe ich den Segen der Müdigkeit.

Mein Körper tut das, was seine natürliche Bestimmung ist: Er arbeitet, und die Natur führt mich langsam in das Körper-Seele-Gleichgewicht zurück. Ich komme nach Hause, die Muskulatur nicht mehr hart und verspannt, sondern weich und ermüdet, gedehnt. Ich lege mich ins Bett und kann schlafen.

Das Großhirn schaltet sich aus, und statt ruhelos die Ergebnisse des vergangenen Tages, die erreichten und nicht erreichten, und die Anforderungen des bevorstehenden zu wälzen, gleite ich schnell in die erste Schlafphase und schließlich in den Tiefschlaf hinein. Mein Körper hat genug Sauerstoff für die Nacht, er quält mich nicht. Die gesunde Müdigkeit – nicht zu verwechseln mit der körperlichen Erschöpfung! – bringt mir eine entspannte, eine friedliche Nacht. Der tiefe Schlaf – der Ausgleich des Körpers für die Höchstbelastung der Seele. Die Totalität des einen bedingt natürlicherweise die Totalität des anderen.

Den Segen der Müdigkeit habe ich bei einem Sportseminar in einer Strafanstalt erfahren, einer Vollzugsabteilung für Lebenslängliche. Wir haben eine Art Rugbyspiel miteinander gemacht, mit einem schweren Medizinball. Beinahe alles war erlaubt, festhalten, umreißen etwa. Am Anfang sind sie schlimm aufeinander losgegangen, gekrümmt von lange aufgestauten Aggressionen. Sie haben sich total verausgabt. Und ich hatte das Gefühl, daß sie mich am liebsten auseinanderreißen würden. Dann ermüdeten sie, ihre Angriffe wurden weniger aggressiv, ihre Gesichter veränderten sich, verzerrten sich nicht mehr vor Schmerz und Aggression – es wurden freie, ja beinahe schutzlose Gesichter.

Nach dem Spiel haben wir uns zusammengesetzt, um miteinander zu reden. In einer unerhört entspannten, umkomplizierten Art sprudelte es aus ihnen heraus. Ihre Lebensgeschichte, ihre Gefängniserlebnisse, wieso sie hier gelandet waren, wie sie dazu standen. Ich brauchte aus keinem etwas herauszufragen, wir befanden uns in einem atmosphärisch völlig entspannten Raum.

Später erzählten mir die Aufseher, daß sie den einen oder den anderen aus der Runde noch nie so unkompliziert, so frei – und so sympathisch erlebt hätten. Sie waren überrascht, ihre Gefangenen über das sprechen zu hören, was sie im Zusammenhang mit ihnen gar nicht mehr einbezogen hatten: Lebensgefühl, Lebensperspektive, Selbstgefühl. Seither ist es für mich, mehr noch als zuvor, vollkommen unverständlich, warum in den Strafanstalten nicht mehr Sport betrieben wird – und zwar nicht unbedingt unter der Anleitung der täglichen Aufseher, sondern mit engagierten, pädagogisch erfahrenen Sportlehrern. Der Sport könnte ihnen eine Gebrauchsanweisung liefern, was sie mit ihrer Aggression anfangen, in welche fruchtbare Energie sie ihre Kraft umfunktionieren könnten.

Du kriegst noch die Managerkrankheit! Welcher unter hohem Leistungsdruck im Beruf stehende Mann hat diesen Vorwurf nicht schon von seiner Familie zu hören bekommen. Dabei zeigt sich, daß Managerkrankheit die Bezeichnung für eine Lebensform ist, die allgemein nicht akzeptiert oder gar als wünschenswert empfunden wird.

Der Manager im kritischen Spannungsfeld von Anforderung, Rechtfertigung und Präsenz zwischen Unternehmen und Familie. Der Sport bietet Lösungen an. Er ist ja nicht nur, wie bei meinen nächtlichen Läufen, ein individuelles, sondern auch ein Gruppenerlebnis. Und weil der Berufstätige dem Druck seines Arbeitslebens nicht entrinnen kann, müßte er, um eine gesunde Lebensführung, ein intaktes Familienleben zu behalten, von vornherein Freiräume in seiner Tagesorganisation schaffen, die – weil sie nicht auf Kosten des beruflichen Engagements gehen dürfen – auf Kosten seiner eigenen Bequemlichkeit gehen müßten.

Er muß ein gemeinsames Begegnungsfeld mit seiner Familie schaffen, damit er nicht irgendwann die Entfremdung von ihr zu spüren bekommt – wenn er nicht mehr teilhat an dem, was seine Frau und seine Kinder erleben, nicht mehr um ihre Wünsche, ihr Verlangen, ihre Ängste, Konflikte weiß, ihre Bedürfnisse nicht mehr kennt. Dann nämlich ergibt sich die Situation, daß familiäre Konflikte kaum noch ausgetragen werden und schließlich gemeinschaftlich nicht mehr zu regeln sind.

Der Sport liefert hier ein ganz einfach strukturiertes und zugleich höchst vitales Begegnungsfeld für alle. Kein Miteinander aus dem Rechtfertigungszwang heraus: »Ich verursache ein Defizit bei meiner Familie, weil ich viel zu selten zu Hause bin«, sondern es soll eine ganz spontane, spielerische Form der Begegnung sein. Man kommt sich näher, ohne sich einen Plan, eine Strategie dafür zurechtgelegt zu haben. Die Annäherung geschieht nicht aus dem schlechten Gewissen heraus, sondern aus der Freude am gemeinsamen Spiel, und damit ist sie jeder zweckorientierten, über den Kopf durchgeführten Begegnungsform

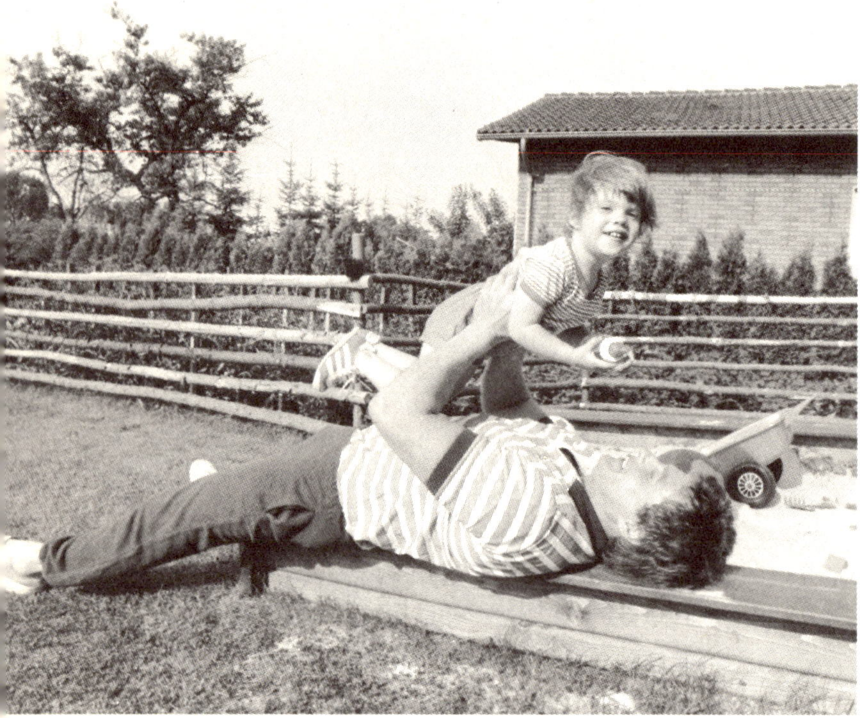

überlegen. Sie ist lebendiger, unmittelbarer. Vieles, was im zwischenmenschlichen Bereich rein rational geradlinig über den Verstand angesteuert werden soll, wird schädlich für das Gefühl. Die versteckten Vorwürfe und Kränkungen, die man aus Mangel an Verstehen, aus Mangel am zeitlichen Miteinander losläßt, Berührungsängste, Unsicherheiten des eigenen Gefühls – das alles kann sich bei gemeinschaftlichem Sport auf spielerische Weise verbessern. Familiensport wird heute nicht zufällig von vielen Sportvereinen angeboten – spontan entladen, entspannen, sich wieder gemeinsam erleben. Eine Lappalie, die Dimension gewinnt, weil man einfach nicht richtig miteinander sprechen kann und die Unaufmerksamkeiten sich zu persönlichen Krän-

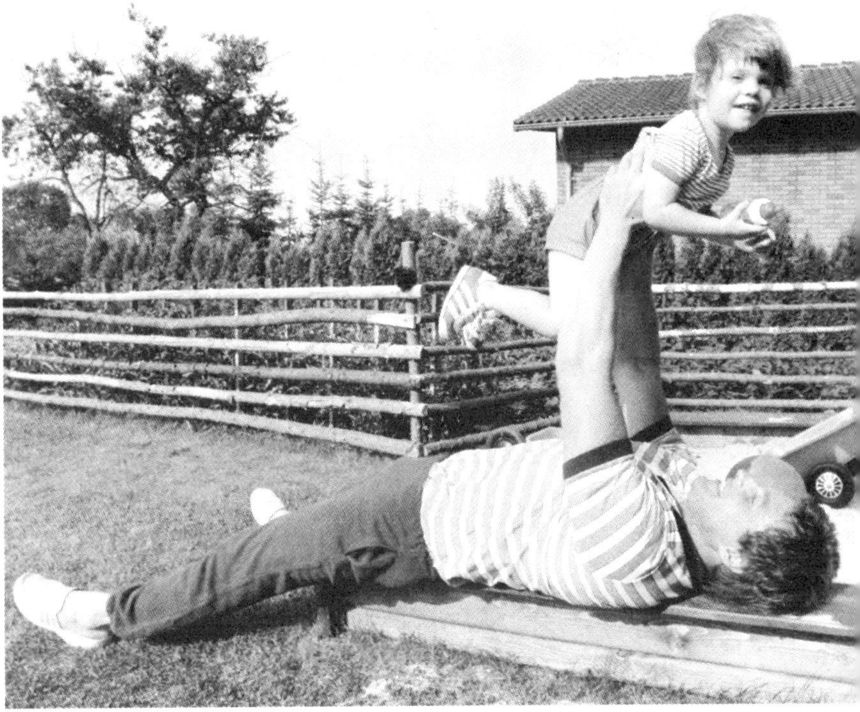

kungen vergrößern. Eine solche Lappalie könnte beim Abendessen, das noch ganz unter der Teilung der Welten Beruf/Familie und damit unter der täglich erfahrenen Entfernung steht, eine Krise auslösen. Beim gemeinschaftlichen Spiel löst sie sich vielleicht in einen Rempler des einen gegen den anderen auf, in einer winzigen körperlichen Annäherung gegenüber dem anderen. Aber eben auch eine Berührung, mit der wieder ein Abbau der Hemmungen voreinander einhergeht. Man schaut sich an, grinst, meint: »Du Blödmann« – und der Vorfall ist abgetan. Mehr noch: Er hat zu einem erneuerten Einverständnis geführt.

Oder man entschließt sich in einer konfliktbeladenen Atmosphäre, gemeinsam zum Sport zu gehen, nicht weil es einen

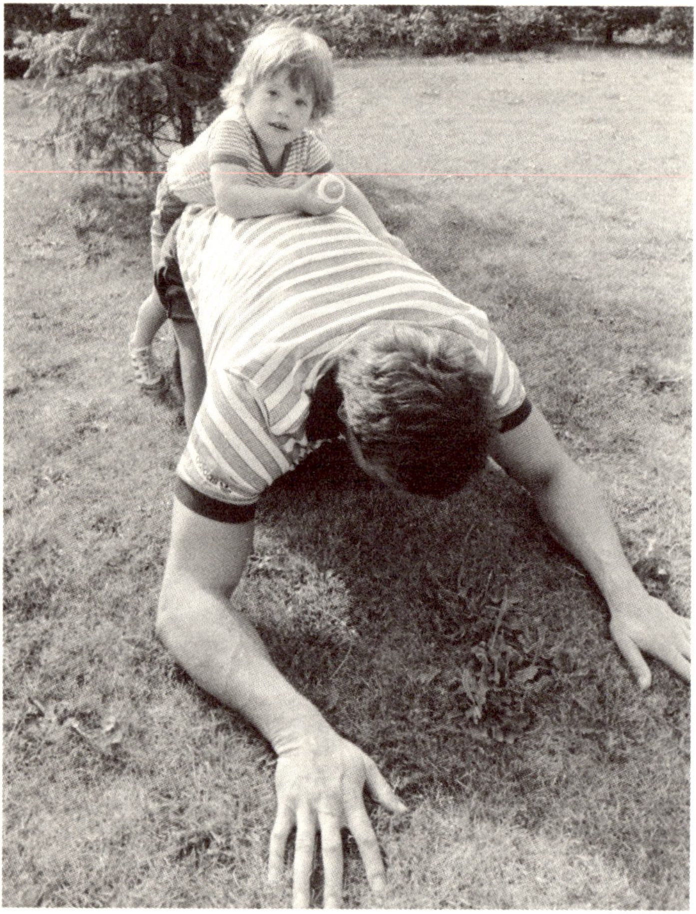

gerade danach verlangt – vielleicht würde man den anderen jetzt am liebsten nicht sehen –, sondern weil es im Tagesplan einfach so vorgesehen ist. Auch hier erweist sich oft die Lebendigkeit der sportlichen Betätigung, des Spiels als ein Mittel, Gefühlsblockaden aufzubrechen. Nach einer Weile vergißt man, daß man dem anderen böse gewesen war, und weiß auch nicht mehr, was man ihm eigentlich vorwerfen wollte. Wenn es sich nicht um tiefgrei-

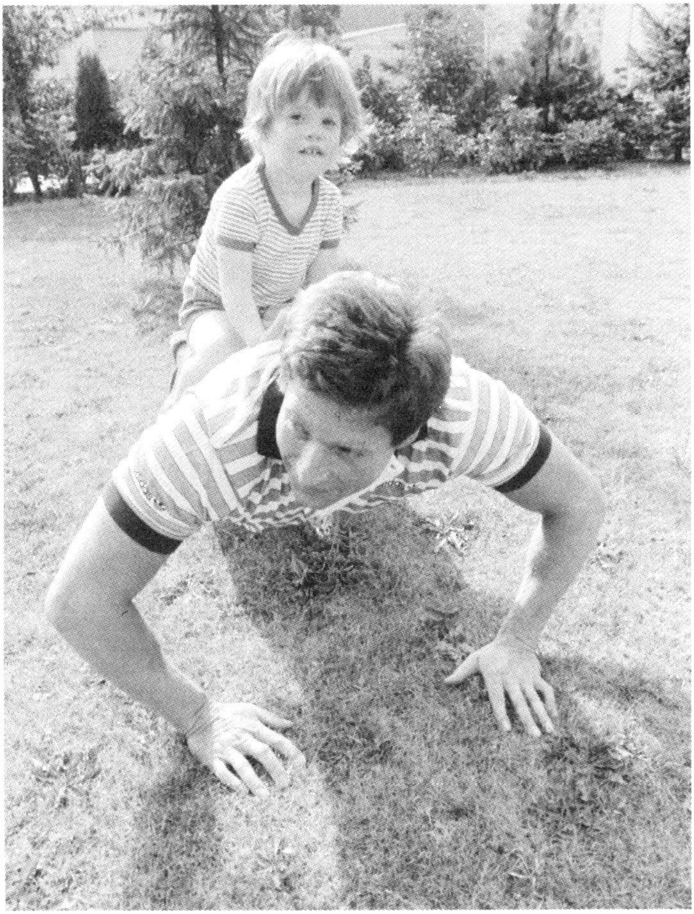

fende Konflikte handelt, sondern um die kleinen Tages- und Alltagskonflikte, wird die spielerische sportliche Betätigung sie in der Regel lösen können.

Die Entlastung und damit auch die Bereinigung von zwischenmenschlichen Spannungszuständen geschieht im Spiel unkompliziert und spontan. Gerade der im Beruf Erfolgreiche steht oft genug auch in seiner Privatwelt unter dem Zwang, immerfort

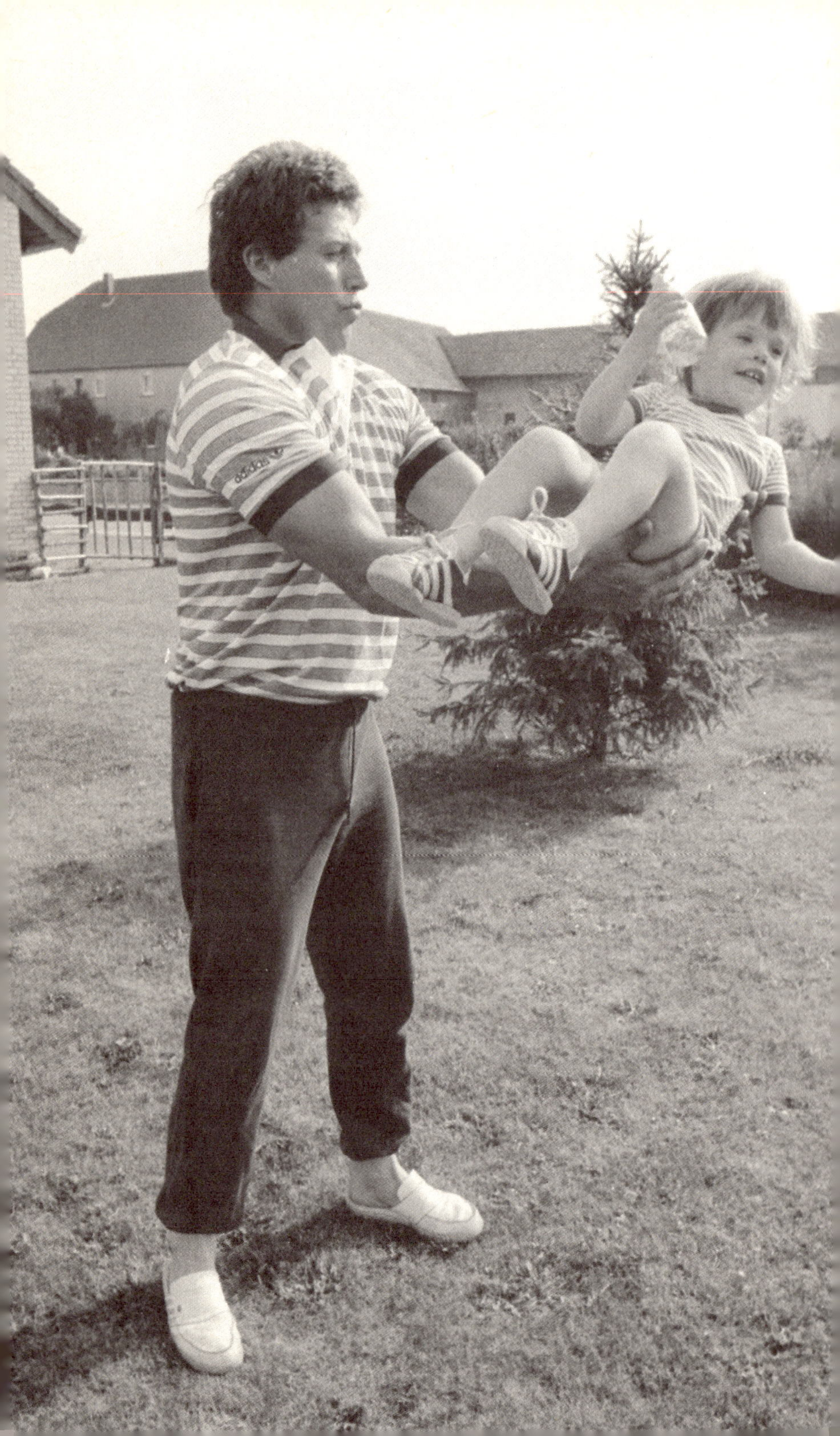

zu beweisen, was für ein toller Kerl er ist. Beinahe wird ein gesellschaftlicher Zwang daraus. Seine Familie aber will ihn nicht als tollen Kerl, sondern als Ehemann und als Vater.

Kommt der tolle Kerl dann etwas angeschlagen aus der Firma nach Hause, will er seine Ruhe haben und rechtfertigt dieses Bedürfnis mit der Tatsache, daß er schließlich die Brötchen verdient. Hier rückt die mit dem Beruf, dem Einkommen verknüpfte soziale Existenz einseitig in den Vordergrund – zu Lasten des Familienlebens. Wenn die Familie nicht mehr gilt als eine unter Funktions- und Erfolgszwang stehende Gemeinschaft, dann geht es ohne Konflikte nicht ab. Die Folgen lassen sich nicht allein an der hohen Scheidungsquote bei Spitzenmanagern ablesen.

Statt sich nach seinem anstrengenden Arbeitstag zu Hause bei Fernsehen und Pils in eine passive Erholung sacken zu lassen, müßte er für seine Familie und für sich zu einem Ausgleich der Kräfte kommen, müßte er seinen Drang nach Bequemlichkeit überwinden.

Die höchste Regeneration erfolgt über die aktive Erholung! Die Entspannungsphase des von der Arbeit Gestreßten fällt also somit auf ganz natürliche Weise in der Begegnungsphase mit seiner Familie zusammen. Der unheilvolle Gegensatz der Welten, hier Beruf – dort Familie, verschmilzt im gemeinsamen Erlebnis, im Spiel miteinander. Die Abgrenzungen zwischen den beiden unterschiedlichen Lebensbereichen lösen sich auf – die Welten vereinbaren sich. Der Sport ist nicht das einzige Mittel, das Konfliktfeld Beruf/Unternehmen/Familie auszubalancieren, aber er bietet eine leicht zugängliche, überaus lebendige Möglichkeit an. Die Griechen wußten, daß die Götter den »spielenden Menschen« am meisten liebten.

Der Phantasie sind keine Grenzen gesetzt:
Anregungen zur aktiven Erholung

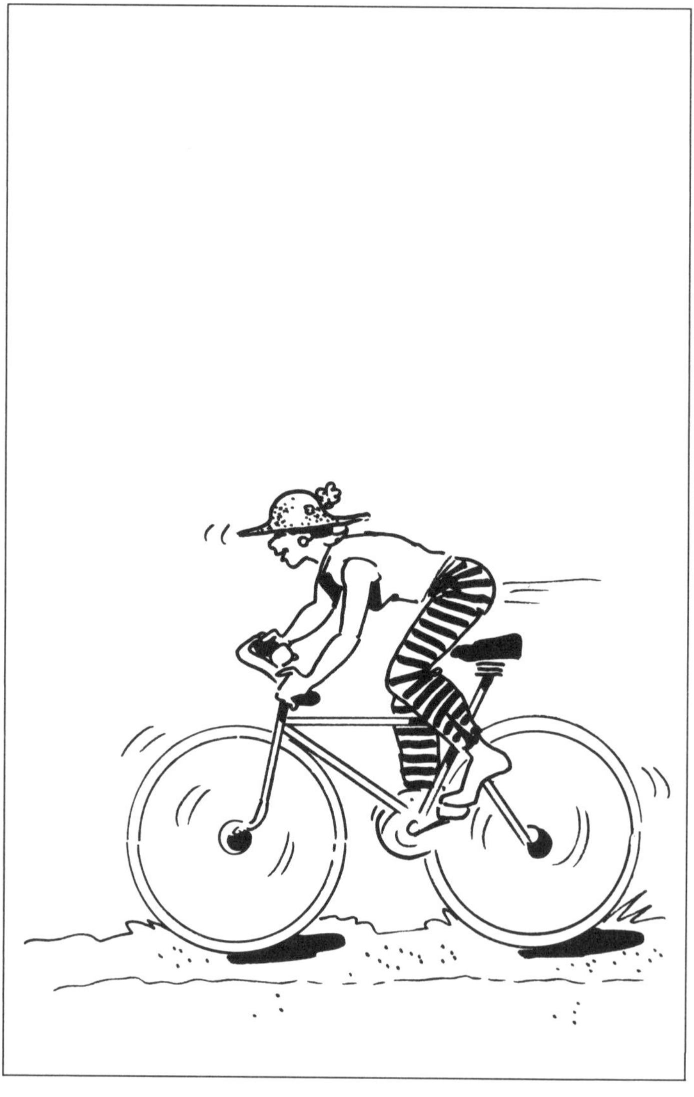

Das Aufwärmen: Auf zum Treffpunkt!

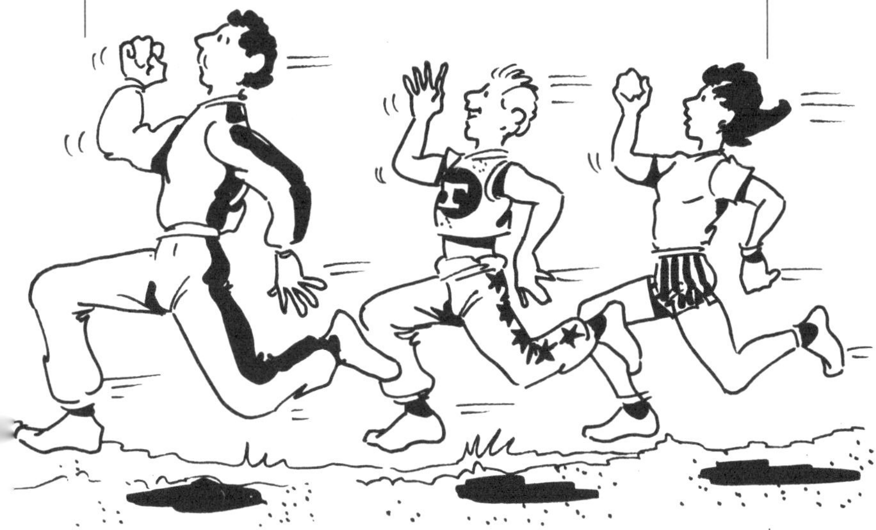

Im Kreis die Beine schwingen

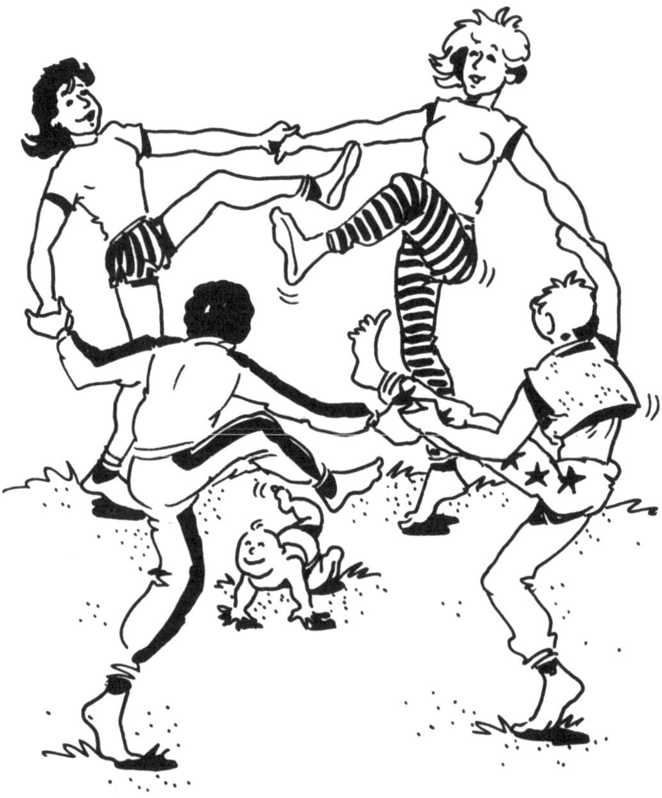

Die Raupe

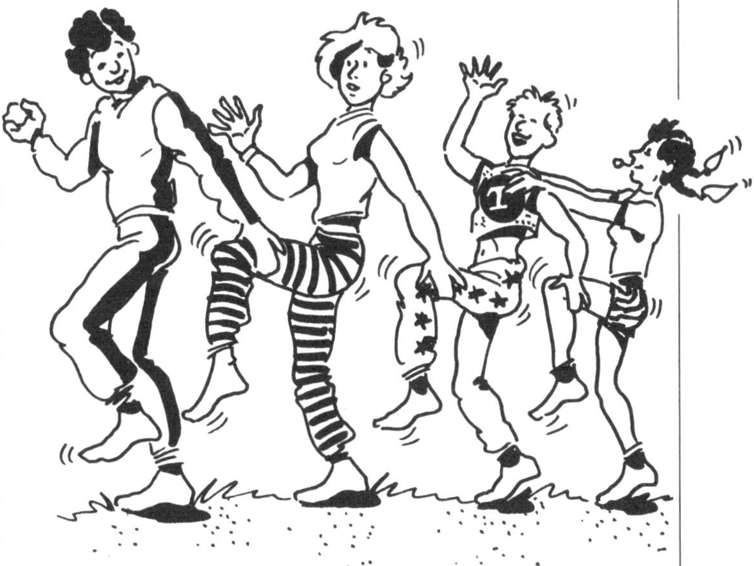

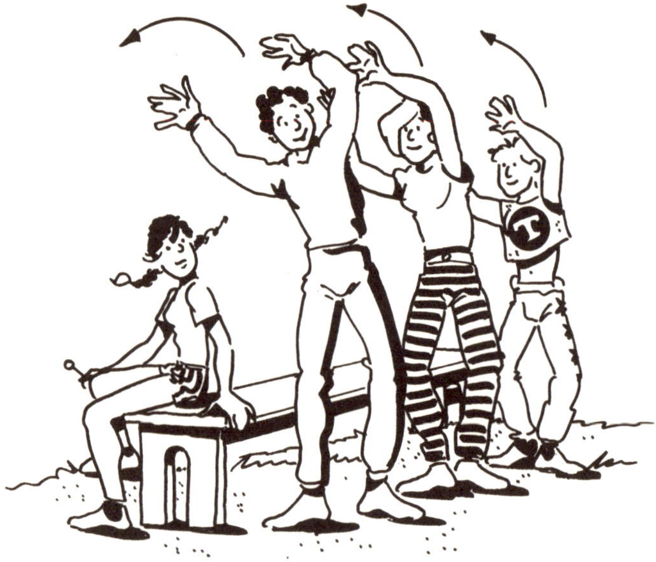

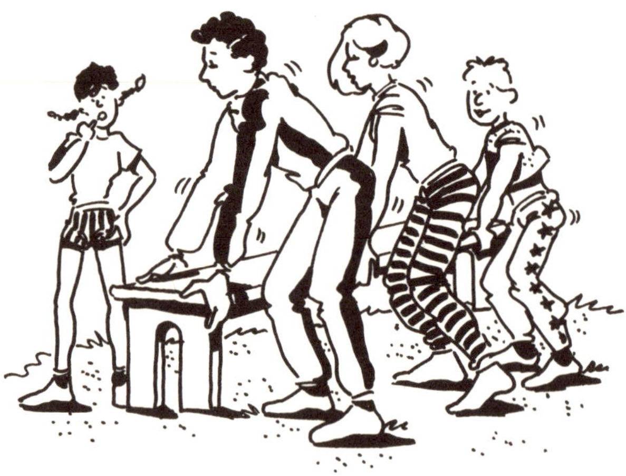

Eine Bank wird versetzt

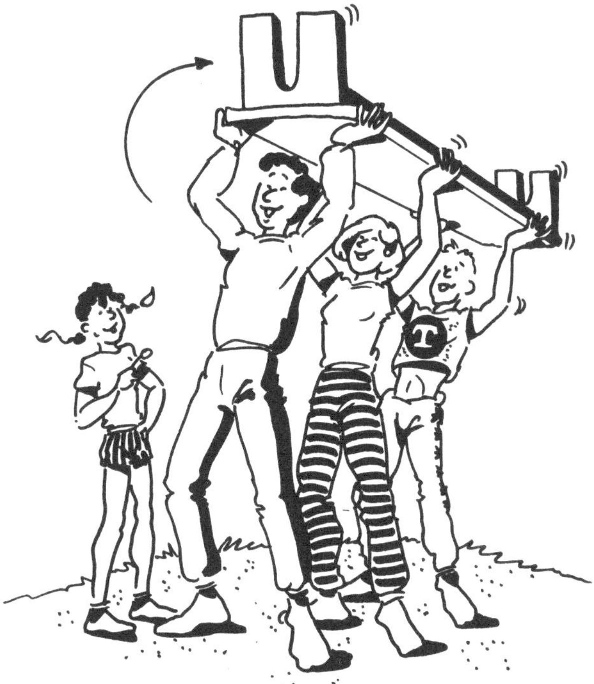

Das Wegschieben gegen Widerstand

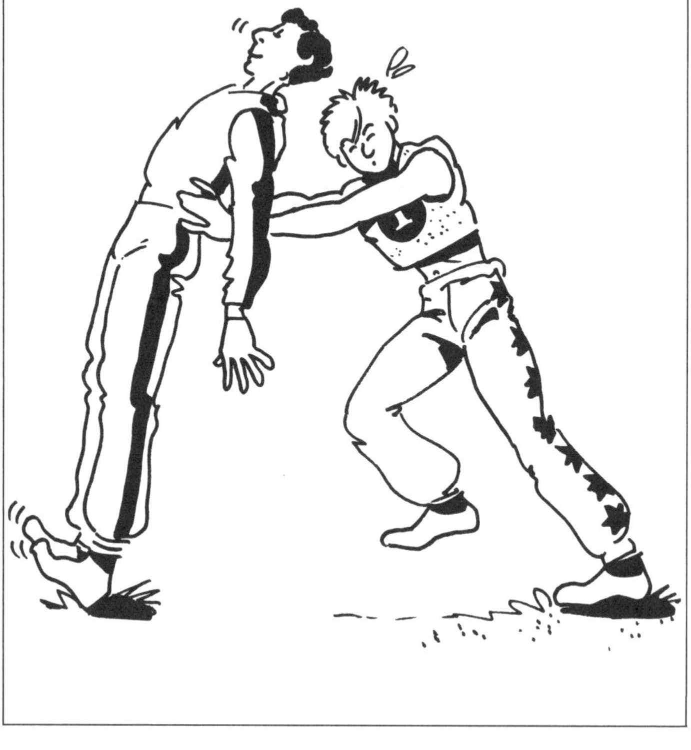

Das Zurückhalten

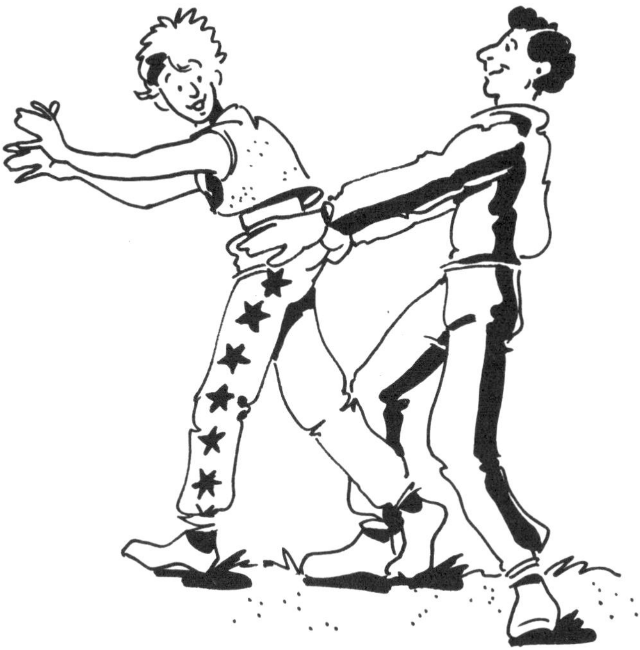

Die Ruhephase: Zielwerfen

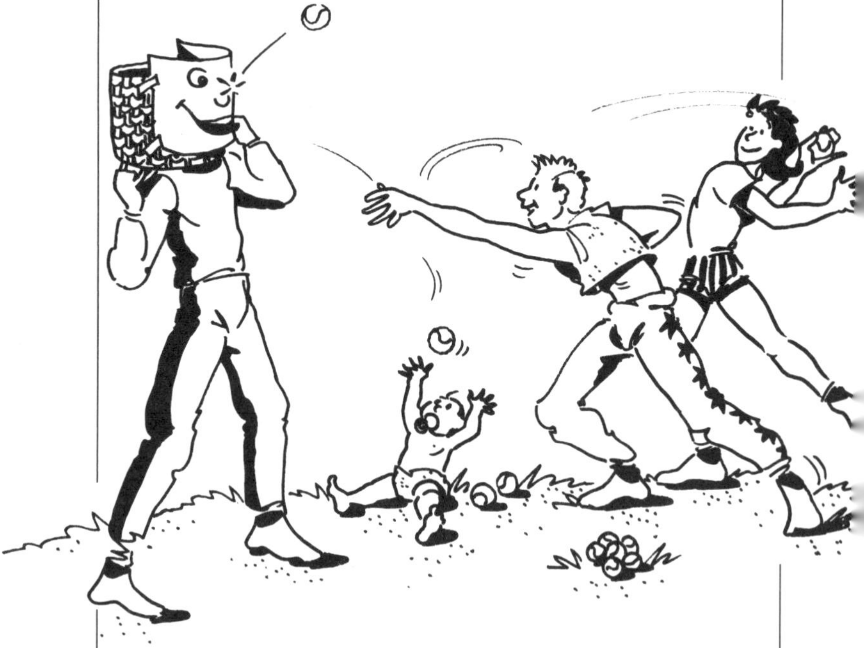

Die Schubkarre

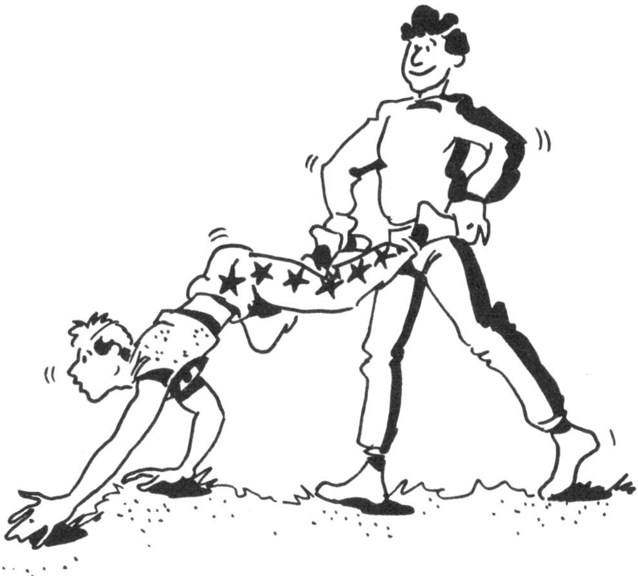

Das Bockspringen

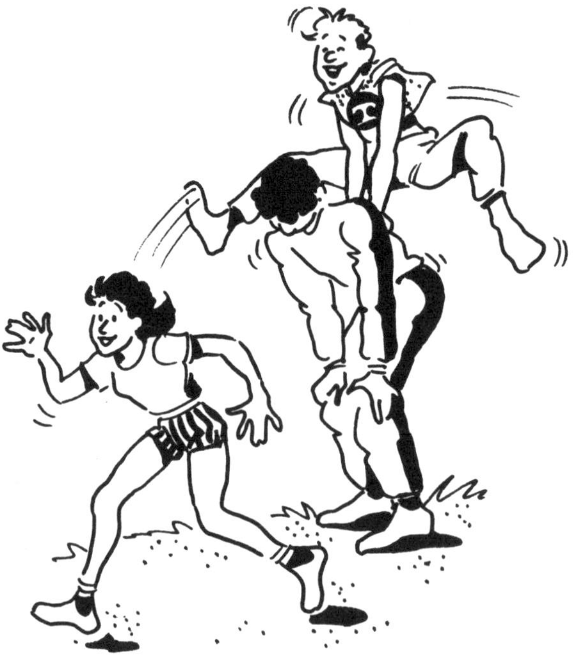

Der Ausklang

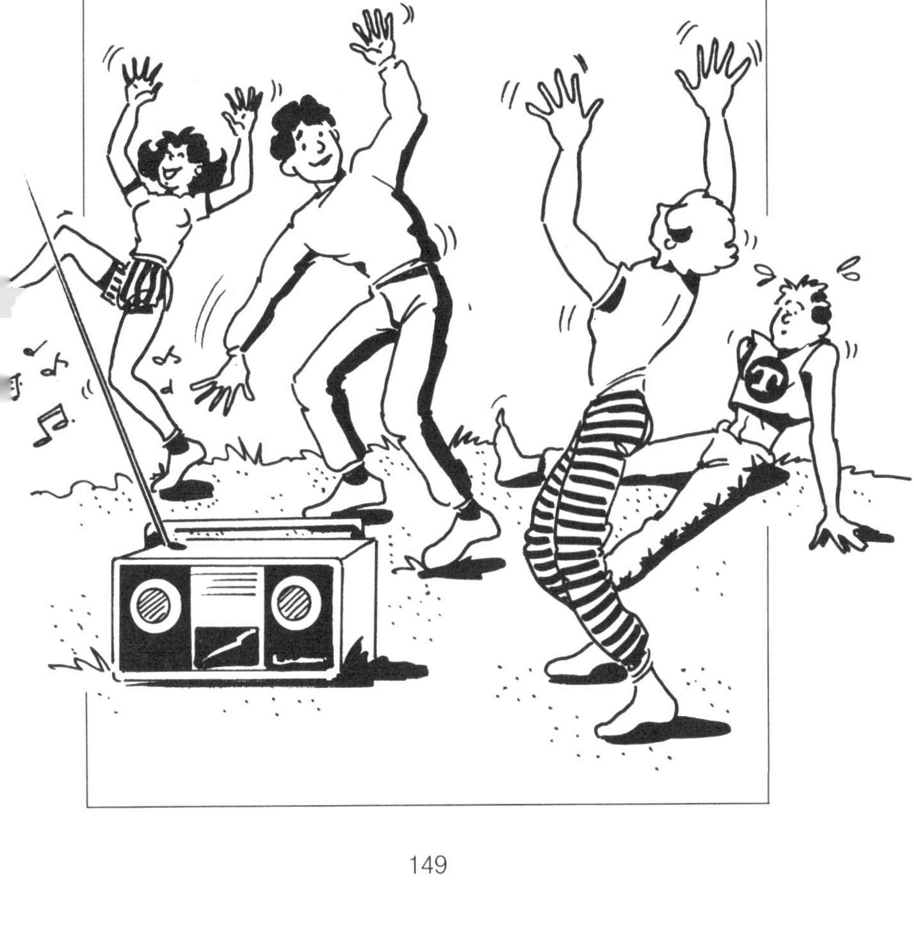

Mit vollen Segeln

Am Morgen des fünften Tages erreichen sie das Camp, als kämen sie nach langer Abwesenheit nach Hause zurück. Die ersten treffen um sieben Uhr morgens ein, die letzten am späten Vormittag. Ich sehe in ihre Gesichter, und ich sehe, daß sie nicht oder wenig geschlafen haben, daß sie müde, aber aufgeregt sind, und in den müden, abgespannten Gesichtern sind die Augen hell und lebendig vom Erlebnis der Nacht.

Sie haben versucht zu schlafen, aber die Müdigkeit hat sie nur kurz überwältigt. Das ungewohnte Gefühl des Waldbodens, hundert unbekannte Geräusche. Ein Eulenschrei, das Rieseln der Nadeln aus den Fichten, das plötzliche harte Bellen eines Rehbocks, das Rascheln einer Maus im Heidelbeergesträuch schreckt sie in dieser verlassenen Nacht auf. Das Bellen eines Rehbocks in der stillen Nacht geht einem durch Mark und Bein, so durchdringend ist es.

Der, der am ersten Tag mit dem Rucksack auf dem Rücken im Schatten des Bahnhofsgebäudes gestanden hatte, beichtet seine Angst. Er wurde von dem Bellen eines Rehbocks erschreckt, der durch das Getreidefeld zog. Er habe nicht gewußt, was das für ein Schrei sei, und er habe Angst gehabt und gerufen, Kurt, mach keinen Scheiß, erschrecke mich nicht. Keine Antwort. Noch einmal, Kurt, mach keinen Mist. Keine Antwort. Nur Geräusche am Feldrand, die er nicht deuten konnte. In seiner Angst habe er gerufen, Kurt, ich zieh' jetzt das Messer. Die Gruppe bog sich vor Lachen, aber es war kein böses Lachen, sondern ein befreiendes, denn jeder von ihnen hatte in dieser Nacht ähnliche Situationen zu überstehen gehabt. Das Erlebnis einer Urangst in dieser fremden Dunkelheit, als er nicht wußte, wo er sich befand.

Die Frau in unserer Gruppe hatte ich gemeinsam mit einem anderen im Wald zurückgelassen. Beide hatten schon vorher große Angst gehabt, und sie waren die ersten, die von der Gruppe zurückbleiben mußten. »Ihr seid die ersten, die jetzt schlafen gehen«, sagte ich zum Abschied, und ihre Reaktion war so jammervoll und kläglich, daß die anderen in der Dunkelheit des Fichtenwaldes für Augenblicke ihre eigene Angst vergaßen. Diese beiden machten ein Erlebnis ganz eigener Art. Sie versuchten, ein paar Stunden zu schlafen. Plötzlich schreckte sie hoch und haute ihrem schlafenden, aufschreckenden Partner eine runter, weil sie gemeint hatte, er wolle sich an ihr »vergreifen«. In Wahrheit war ihr eine Wegschnecke über den bloßen Hals gekrochen.

Sie waren müde, nachdem sie ins Camp zurückgekehrt waren, doch keiner dachte an Schlaf, weil das Erlebnis der Nacht noch übermächtig in ihnen war und sie aufgewühlt hatte. Ich war am Garten meiner Mutter vorbeigegangen und hatte Porree, Kartoffeln, Mohrrüben mitgebracht. Es war wie ein Gabentisch an diesem Vormittag. Aber es war nicht mehr so wichtig, wie dies zwei Tage vorher noch gewesen war. Der Hunger war nicht mehr so wichtig. Sie erzählten sich ihre Ängste der Nacht wie Heldentaten, betrachteten ihre Blasen an den Füßen, gaben zu, wie müde und zerschlagen

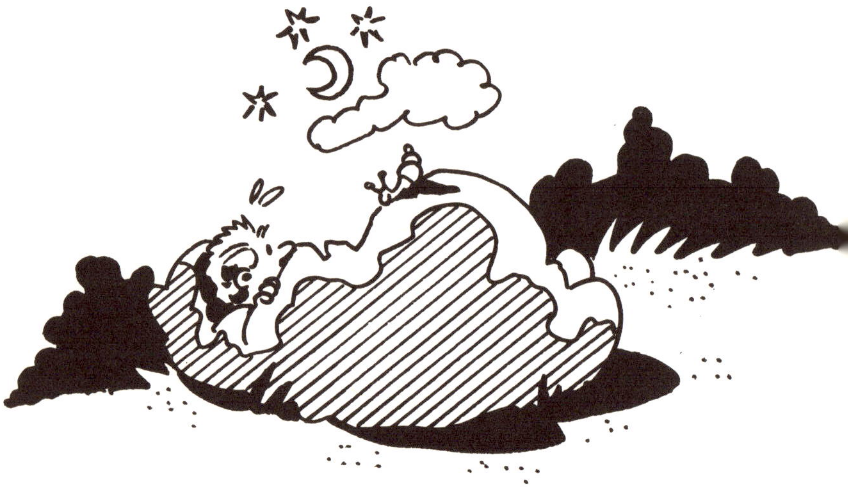

sie seien – sie waren stolz auf das, was hinter ihnen lag, und weil sie alle auf dasselbe stolz waren, herrschte ein Gefühl starker Verbundenheit und Kameradschaft unter ihnen. Nun stand ihnen die letzte Probe bevor. Noch einmal die Begegnung mit der Angst, diesmal aber nicht allein, sondern in der Gruppe.

Am Nachmittag gehen wir zum großen See hinüber, zu dem alten, halb voll Wasser gelaufenen norwegischen Fischerboot, das ich dort deponiert habe. Auf dem Boot ist gerade so viel Platz, daß alle mitfahren können. Sie sind skeptisch, aber vertrauensvoll. Wir fahren auf den See hinaus, die Ufer einige hundert Meter entfernt. Das Spiel beginnt.

Mein Gott, das Boot läuft wieder voll Wasser. Natürlich läuft es voll Wasser, so ist es schließlich präpariert, aber es ist ein unsinkbares Boot. Immer mehr versuche ich die Situation anzuheizen. Wer von euch kann sehr gut schwimmen? Wer von euch schwimmt schlecht oder fühlt sich im Wasser unsicher? Okay, jeder gute Schwimmer ist

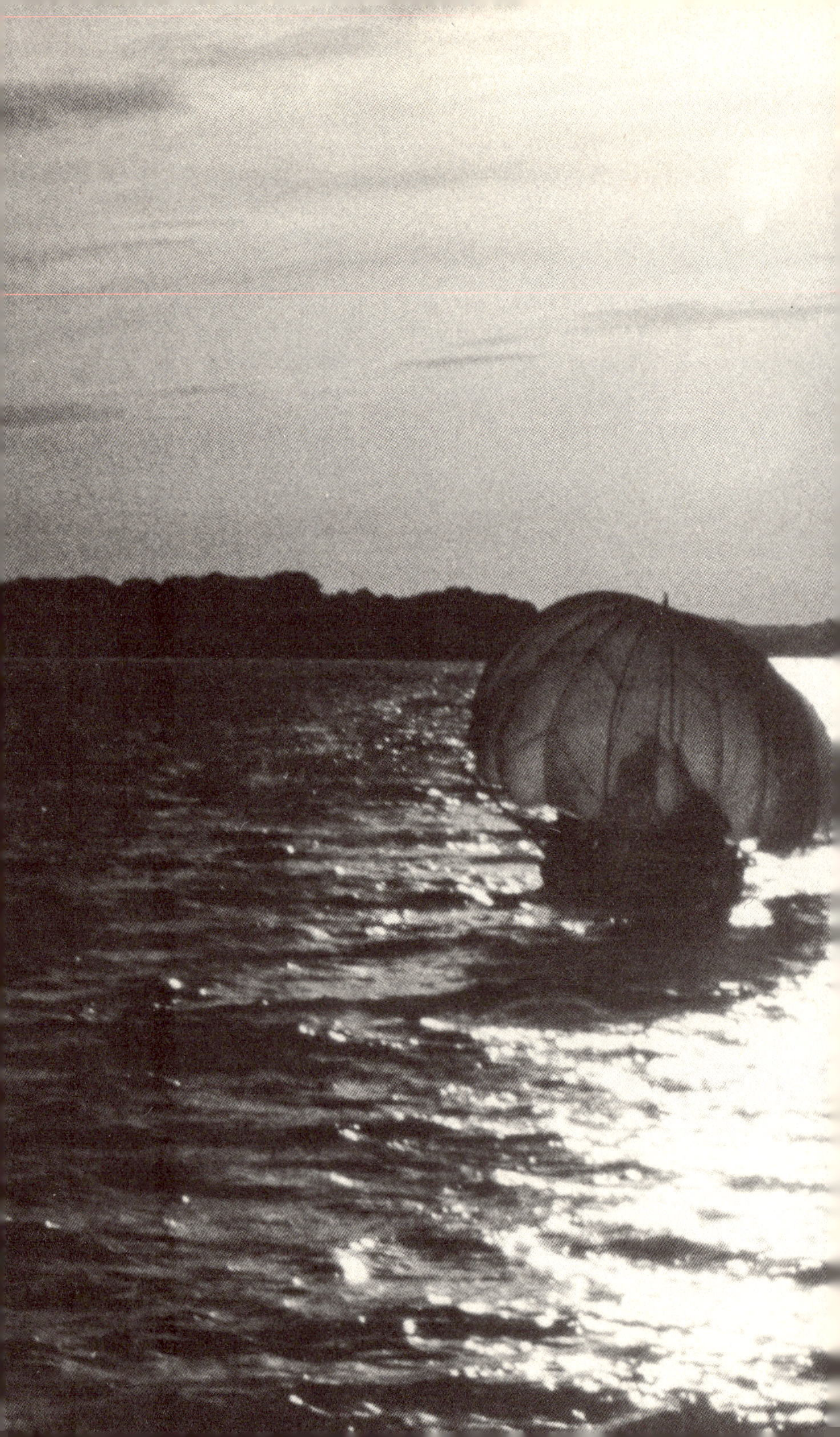

für einen schwachen Schwimmer verantwortlich. Wer kennt sich im Rettungsschwimmen aus? Den Kraftlosen nicht unter die Achseln fassen beim Abschleppen, sondern unter das Kinn.

Dann bricht so ein dämliches Ruder ab, oder die Dollen reißen, irgendwas passiert immer, und die Krise spitzt sich zu. Das Boot ist nur noch begrenzt manövrierfähig. Ich habe einen alten Fallschirm mitgenommen und einen langen Stock. Wer kann segeln? Wenn einer dabei ist, der segeln kann, bekommt er das Kommando über das Boot. Wir müssen den Fallschirm auseinanderfalten, um ihn als Segel zu benutzen. Ich habe jedoch vorher die Schnüre verheddert, und sie sind zu aufgeregt, um sie schnell zu entwirren, und zum erstenmal, um das Gefühl der Krise immer weiter zu treiben, schnauze ich sie ganz grob an. Sie sind erstaunt, aber sie haben weder Zeit noch Kraft, sich über mich zu ärgern.

Ich will sehen, was sie gelernt haben in diesen Tagen, wie weit sie zu einer Gemeinschaft geworden sind oder ob sie in der Notsituation sofort wieder in lauter Einzelwesen auseinanderfallen, die gegeneinander und nicht mehr miteinander arbeiten. Dann steht endlich das Segel, der Wind weht hinein, und das Boot wird schnell und schneller, und plötzlich begreifen sie, daß es ja gar nicht sinken wird. Ein Schrei entlädt sich, und wir vergessen alles. Nur noch dieses Dahingleiten über dem Wasser im Wind. Und auf einmal wird allen ganz klar, wie eine Summe der gemeinsam erlebten Tage, daß man mit sehr wenig Material, mit einfachstem Material sehr viel erreichen kann. Das Glück dieser Erkenntnis ist ein Glück, das sie selbst hergestellt haben.

Abends sitzen wir beim Feuer und essen Kartoffelpuffer. Es ist unser letzter gemeinsamer Abend, und ich lade »meine Familie« zu einer Flasche Bier ein, die sofort entsprechende Wirkungen hinterläßt. Dann beginnt der Germanenfünfkampf: Speerzielwerfen, Hinkelsteinwerfen rückwärts über den Kopf, auf einem beweglichen Baumstamm stehend, Beilwerfen, Bogenschießen, Zielwerfen mit Steinen auf abgesägte Holzklötze. Jede Leistung des anderen wird bejubelt, als hätte man selbst sie vollbracht. Das Rivalitätsgefühl ist vollständig im gemeinsamen Erlebnis untergegangen. Die vergangenen Tage, der Hunger, die Müdigkeit, die Blasen von der Axt an den Händen, die Blasen an den Füßen, die von Dornranken zerkratzten Arme und Beine, alle die durchgestandenen Beschwerlichkeiten erstehen noch einmal neu und werden bewußt, und in diesem Bewußtsein wächst eine Freude, das alles geschafft zu haben. Sie haben Sauerampfer und Milchdistel gegessen, sie haben den Kaffee und Brötchen mit Honig vergessen, sie haben Schnecken aus dem Gras gesammelt, gekocht und gegessen, und die Schnekken waren nicht schlecht.

Und wir reden und reden und reden, bis wir zum Reden zu müde sind.

Körperkräfte, geistige Kräfte

Bis in die heutige Zeit kennen wir das in Karikaturen ausgedrückte Vorurteil gegen den Sport: der Athlet mit dem großen Körper und dem kleinen Kopf, der geistige Mensch mit dem kleinen Körper und dem großen Kopf.

Ganz abgesehen von der körperfeindlichen Lebenseinstellung, auf deren Boden dieses Bild hervorgebracht worden ist, läßt es sich nach Erkenntnissen aus der Physiologie schon lange nicht mehr halten. Jeder könnte über eine stärkere Mobilisierung seiner körperlichen Kräfte auch seine geistigen Kräfte tiefer ausschöpfen. Die Erfahrung, daß bei körperlicher Ermüdung, Erschlaffung die geistige Arbeitsleistung nachläßt, ist allgemein. Der Umkehrschluß indessen ist nicht allgemein: Mit Erhöhung der körperlichen Spannkraft steigt auch die geistige Spannkraft, und zwar in dem Rahmen, der dem einzelnen Menschen kraft seiner Begabung und der Verhältnisse, in denen er sich befindet, vorgegeben ist.

Nicht nur dem Manager, sondern jedem, der unter den unterschiedlichsten, also nicht nur über den Beruf erzeugten Belastungen steht, bietet der Sport zur Bewältigung zwei wesentliche Erfahrungen als Hilfen an: der zwanglose Umgang mit der Leistung und die natürliche Forderung, sie zu verbessern, hinauszuschieben – auch über den Weg des zeitweiligen Stillstandes oder gar Rückschlags –, sowie das sich stabilisierende Vertrauen in die eigene Handlungsfähigkeit durch ein funktionsfähigeres, belastbareres physiologisches System seines Körpers.

Der Sport als relativ gefahrloses Trainingsfeld für den eigenen Existenzkampf. Dem trainierten Menschen steht wesentlich mehr Sauerstoff zur Verfügung als dem Untrainierten, denn er nimmt über die Atemwege nicht nur mehr Sauerstoff auf, er verarbeitet ihn auch effizienter. Der Querschnitt seiner Blutgefäße ist größer als beim Untrainierten. Der Sauerstoff gelangt somit reibungsloser und auch in höherer Konzentration in die

Zellen, wo er verbrannt und als Stoff zum Leben wirksam wird. Selbst unter höchster Belastung kann der Mensch nicht mehr als 14 Prozent des eingeatmeten Sauerstoffs verarbeiten, der Rest wird wieder ausgeatmet.

Mehr Sauerstoff bedeutet besserer Energieaustausch, stärkere Bildung von Fermenten (Eiweißverbindungen, die das Einsetzen und Ablaufen biochemischer Reaktionen hervorrufen bzw. diese Reaktionen beschleunigen) – und der Körper wird in seiner Gesamtheit auf Leistung eingestellt. Die Energie gelangt schneller an die Stelle, an der sie gerade benötigt wird. Die Verdauung arbeitet effektiver, die bei der Verbrennung, der Umwandlung der Nahrung in Energie, entstehenden Abfallstoffe werden schneller aus der Muskelzelle, aus dem Körper herausgeworfen und belasten ihn nicht.

Belastung zwingt den Körper zur Optimierung seiner Funktionsabläufe. Sie schafft Ordnung im Körper, begünstigt die Bildung von Energiereserven, liefert ein höheres Potential für den augenblicklichen Höchsteinsatz, erhöht Ausdauer und Durchhaltevermögen und wirkt so in die psychologische Struktur des Menschen hinein, die unmittelbar auf seine Mitmenschen wirkt: Ausstrahlung, Sicherheit.

Man kann sich den Vorgang als einen geschlossenen Kreis vorstellen: Belastung – Nahrungsaufnahme – Verbrennung – Belastung. Die einzelnen Glieder dieser Kette müssen untereinander im Gleichgewicht stehen. Über den sinnvollen Umgang mit unserem Körper, zu dem auch die sinnvolle Ernährung gehört, können wir dieses Gleichgewicht stabilisieren und das Belastungsniveau, auf dem es sich bildet, Schritt um Schritt erhöhen, kurz: unsere allgemeine Leistungsfähigkeit steigern.

Diese Darstellung soll nicht auf die Umkehrung des alten Vorurteils hinauslaufen, daß der athletische Mensch nun der geistige Mensch ist, daß zehn Kilometer Dauerlauf jeden Tag, dazu eine Stunde Arbeit im Kraftraum reichen, um mich in ein Genie zu verwandeln. Einstein oder Churchill waren alles andere als athletische Menschen. Aber für uns, die wir weder ein Einstein noch ein Churchill sind, ist der Sport eine Möglichkeit, um unsere beruflichen Fähigkeiten zu aktivieren und auszubauen.

Eine Verhandlung, in der es um eine breite Spanne von Gewinn und Verlust geht. Es wird argumentiert, fintiert, ein langer zäher Kampf der Worte und der Köpfe. Nicht immer setzt sich der durch, der die besseren Argumente hat oder der dank seiner Analyse die bessere Position besitzt – nach einer bestimmten Zeit beginnt das Ringen der Köpfe auch zu einem, wenn auch über die Köpfe ausgetragenen Ringen der Körper zu werden. Wer ist widerstandsfähiger? Wer hält länger durch?

Die alte Taktik, problematische, konfliktbeladene und zugleich entscheidungsbedürftige Sachverhalte erst dann aufzutischen, nachdem man den zu überzeugenden Entscheidungsträger mit einer Reihe von Nebensächlichkeiten schlicht ermüdet hat, so daß seine Widerstandskraft geschwächt ist, wird immer wieder angewendet. Täglich spüren wir, daß körperliche Spannkraft zur Durchsetzung unserer Interessen notwendig ist; gegenüber anderen, aber auch gegenüber uns selbst. Die Muskelspannung meines Körpers, die ich mir über das Training verschaffe, versetzt auch meine geistigen Kräfte in höhere Bereitschaft, denn alle Vorgänge in Nervensystem und Körper wirken wechselseitig aufeinander ein.

Wirkungen des Körpers

Kann mein Gegenüber auch nicht sehen, was ich denke, so kann er doch an meinem Körper den Zustand meiner geistigen Präsenz ablesen. Sobald ich die Kontrolle über meinen Körper verliere, stehe ich bloß vor dem anderen. Denn mein Körper kann nicht lügen, er hat kein Bewußtsein, er ist die reine Natur, die sich äußert in Stärke oder Schwäche, in Sicherheit oder Unsicherheit.

Mag sich ein jeder erinnern, wie die körperliche Präsenz seiner Mitmenschen auf ihn wirkt und wie sie nicht allein seine Sympathie beeinflußt, sondern auch sein Vertrauen, seine Bereitschaft, mit dem anderen in Kontakt zu treten. Oder auch wie sie seine Wachsamkeit, seine eigene Präsenz steigert.

Nicht kosmetische Formen sind hier gemeint, sondern der Spannungszustand, der sich über die Körperhaltung mitteilt. Ein Adonis ohne Spannkraft und innere Ausstrahlung ist allenfalls eine Plastikrose wert. Wobei wir nicht unterschlagen wollen, daß ein Mensch in einer, schlicht ausgedrückt, schönen Hülle uns zunächst einmal sympathisch berührt – obwohl unser kritisches Bewußtsein uns diktiert, dieses Sympathiegefühl zu unterdrükken und zu neutralisieren. Die Vorgabe ist zunächst einmal vorhanden, auch wenn es nicht der Mode entspricht, das zuzugeben. Überspitzt gesagt, erleben wir hier nichts als eine Variante des Sprichwortes: Wie der Herr, so das Gescherr. Und wie schnell vollziehen wir den Rückschluß vom Menschen auf das Produkt, das er uns verkaufen will!

Trainingsfeld für das Leben

Der Sport als Trainingsfeld für das viel ernstere Feld der beruflichen Beanspruchung. Aber auch als Trainingsfeld für die Gefühle und wie ich mit ihnen umgehe. Sieg – Niederlage – Einsamkeit – Überwindung. Der Sport ist eine gefahrlose spielerische Möglichkeit, diese Gefühle auszumessen, meine Schwächen kennenzulernen.

In dem Augenblick, da ich an den Start ging, fühlte ich mich als der einsamste Mensch der Welt. Es muß nicht die große Arena sein, um dieses Erlebnis zu haben. Es kann auch der 5000-Meter-Lauf sein, den ich in 23 Minuten schaffen muß, um somit mein Sportabzeichen zu erwerben.

Die Entlastung von diesem Alleinsein ist natürlich leicht und billig zu bekommen, indem man seinen Versuch als unwichtig, als Spielerei abtut. Doch warum sich um dieses Erlebnis bringen, wenn man einer sich selbst auferlegten Leistung allein gegenübersteht? Einer Leistung, von der nichts abhängt als die Freude, es geschafft zu haben, als die Lücke zu spüren, die noch zur

Erfüllung dieser Leistung klafft. Fast pausenlos und in zahllosen unterschiedlichen Formen wird dieser Augenblick in unserem Alltag reproduziert! Das Erkämpfte hat für den Menschen immer eine besondere Bedeutung.

Ich darf meinen Weg zur Leistung nicht herabsetzen in seiner Bedeutung, indem ich die Bedeutung herabsetze, die diese persönliche Leistung hat. Vielleicht ist sie unwichtig, aber der Weg ist niemals unwichtig.

Auf eine harmlose, für uns verhältnismäßig leicht zu akzeptierenden Weise kann uns unser kleines Fitneßprogramm – wir wollen es noch gar nicht Sport nennen – Grenzerlebnisse verschaffen. Oder Einsichten, die in den mitmenschlichen Bereich hineinreichen und unser Gefühl für die Achtung und Toleranz des anderen schärfen. Beispielsweise, wenn ein unscheinbarer Mensch, den ich auf der Straße entweder nicht wahrgenommen oder aufgrund seiner Erscheinung nicht für voll genommen hätte, an meiner Seite im Trainingsraum sich auf einmal als erheblich leistungsfähiger erweist. Eine kleine, überraschende, schmerzhafte Niederlage, die in mir zugleich eine wesentliche pädagogische Erfahrung wachruft. Oder ich erlebe in derselben Weise meine kleinen Triumphe und Bestätigungen. Und auch hier gilt: Nicht auf das an einem allgemeinen Maximum gemessene Ergebnis kommt es an, sondern ausschließlich auf die Intensität der gemachten Erfahrung.

Der Weltrekord ist mehr als eine bloße Leistung, die allen anderen Leistungen einen Standard vorgibt – der Weltrekord ist immer und vor allem ein persönlicher Rekord. Neben dem Weltrekord habe ich in meiner Athletenkarriere Dutzende persönlicher Rekorde für mich erlebt. Im Wettkampf wie im Training. Und es gibt so viel persönliche Rekorde, wie es Menschen gibt, die Lust haben, ihre Leistungsfähigkeit zu messen und zu entwickeln. Nicht der Weltrekord zeigt den Fortschritt der Leistungsfähigkeit an, sondern die Masse der persönlichen Rekorde, von denen niemand spricht, die jedoch – insgesamt als sozialer Fortschritt – wirksam sind in jedem einzelnen, der sie erlebt. Und so war auch mein Zehnkampf-Weltrekord nichts anderes als eine Station auf meiner Suche nach meinen Grenzen, nach meinem Standort, nach einem Verhältnis zu mir selbst. Ohne diesen Bezug zu sich selbst wäre jeder Rekord nichts als ein Kilometerstein auf einer Straße, die ins Nichts führt.

Ich erinnere mich, als ich im Mai 1967 den Zehnkampf-Weltrekord des von mir damals sehr bewunderten Yang Chuan-Kwang gebrochen hatte. Die Erkenntnis, daß ich eine Leistung vollbracht hatte wie noch kein einziger Mensch auf der Welt vor mir, traf mich wie ein Keulenschlag. Statt mit den anderen zu feiern, bin ich in einen Wald in der Nähe Heidelbergs geflüchtet. Dort habe ich die Nacht verbracht, schlaflos unter einem unwirklichen Vollmond, zerstochen von Mücken, schwebend zwischen einem tiefen Glück und einer grenzenlosen Einsamkeit.

Die Einsamkeit nach einer Leistung, die Einsamkeit, die einer Leistung vorausgeht – im Sport habe ich die Möglichkeit, dieses elementare Gefühl kennenzulernen, ohne daß es sozusagen materiell auf meine reale Existenz zurückwirkt. Sport als Trainingsfeld für das Leben.

Ich stand auf dem Podium im Saal des Internationalen Congress Centrums von Berlin vor über achthundert Menschen und sollte meine Ideen und Gedanken über Sport und Selbsterfahrung vortragen. Ich hatte zunächst einmal Angst, weil ich mich nach langem Ringen dazu entschlossen hatte, ohne schriftliches Konzept zu reden. Es war eine große Herausforderung für mich. Ich wollte es schaffen, obwohl ich noch nie vor so vielen Zuhörern frei gesprochen hatte. Dort unten nun saßen diese mit »allen Wassern gewaschenen« harten Vertriebsbeauftragten, die Rhetorikkurse gemacht hatten, geschult waren, Produkte und Ideen zu verkaufen, Menschen zu begegnen. Ich hatte mir gedacht, du kannst nicht über Gefühle, Ängste reden, wenn du selbst mit einem Manuskript auf das Podium gehst und alles abliest – das überzeugt keinen Menschen. Also hatte ich mich durchgerungen, ohne Manuskript den Vortrag zu halten. Wenn du anderen erzählen willst, wie man Angst überwinden kann, dann überwinde sie selbst.

Mit Hilfe der autogenen und mentalen Kräfte bin ich zunächst sehr gut mit der Situation zurechtgekommen. Irgendwann jedoch unterlief mir eine zweideutige Äußerung, deren Doppelsinn mir selbst nicht bewußt wurde. Plötzlich begannen im Publikum die ersten laut zu lachen. Das Lachen pflanzte sich fort, erst leise, dann lauter. Alles, was ich jetzt noch sagte, schien die Zweideutigkeit des gerade Gesagten zu bestätigen und noch zu verstärken. Ich sah nur noch Köpfe, und von den Köpfen schwebte mir dieses Gelächter entgegen. Rechts unten saß der Vorstand unseres Unternehmens, und ich sah, wie einige miteinander tuschelten.

Irgendwann hatte ich das Gefühl, jetzt reagieren zu müssen, und ich reagierte – auch dies nicht geplant, sondern intuitiv, indem ich sagte: »Meine Damen und Herren, ich weiß gar nicht, worüber Sie herzhaft lachen«, während ich selbst über beide Backen grinste, wie ich später auf dem Videoband sah. In diesem Augenblick der Entscheidung hatte ich mein Spiel gewonnen. Das Publikum gehörte wieder mir.

In dieser Situation, in der ich völlig alleine war und Angst hatte, haben mir im Sport erlernte Fähigkeiten geholfen, den Augenblick der Krise zu überwinden. Ich kannte die Situation bereits, in der Erfolg und Mißerfolg auf der Kippe stehen. Ich kannte die augenblickliche Einsamkeit und die Angst, so wie ich vorher, als ich mich entschied, ohne Manuskript zu reden, das Risiko gekannt hatte. Ich hatte die berufliche Drucksituation als Athlet mehr als einmal vorerlebt. Vielleicht am tiefsten bei meinem olympischen Zehnkampf von Mexiko im Jahre 1968. Ich war Weltrekordler und trotz eines sechs Wochen zuvor erlittenen Muskelrisses Mitfavorit, zumindest auf eine Medaille, und bei 4,20 Meter Anfangshöhe hatte ich im Stabhochsprung zwei Fehlversuche. Ein einziger Versuch blieb mir noch. Der damalige Präsident des Deutschen Leichtathletik-Verbandes trat hinter mich und flüsterte mir zu: »Kurt, wenn du da jetzt nicht rüberspringst, brauchst du gar nicht erst nach Deutschland zurückkommen.« – Ich konnte nach Deutschland zurückkehren, schaffte gar noch 4,60 Meter.

Angst haben ist vielleicht das Schlimmste, was dem in einer Leistungsanforderung stehenden Menschen passieren kann. Angst, die Erwartung nicht zu erfüllen, zu versagen, Angst, abgeschoben zu werden. Angst tötet Begeisterung. Ich kenne Athleten, die ständig mit der Angst herumliefen, sich eine Verletzung zu holen. Und tatsächlich: Sie verletzten sich häufig im entscheidenden Augenblick, weil unter dem Druck der Angst ihre neuromuskuläre Funktion gestört war. Sie bewegten sich nicht mehr frei und unbefangen.

Angst ist ein Krampf der Seele.

Streicheleinheit für die Seele

Risiko – Konzentration – Disziplinierung – Stabilisierung unter höchstem psychischen Druck. Das bedeutet nicht, daß der Erfolg nun gerade zwangsläufig ist. Doch mit denselben Eigenschaften, die mir zum Erfolg verhelfen sollten, überwinde ich auch den Mißerfolg leichter. Ohne existentiellen Druck lehrt uns der Sport in der am leichtesten zugänglichen Form, dem Spiel, ein Verhaltensmuster, das eine wesentliche Grundlage für unser Bestehen in allen Bereichen unseres Lebens darstellt: an etwas glauben und darum kämpfen. Das ist etwas anderes, als bloß auf seinen Vorteil bedacht zu sein.

Sport als Trainingsfeld. Der Umgang mit dem Mißerfolg bedeutet auch Umgang mit den eigenen Ängsten. Permanenter Mißerfolg, ständige Angstzustände machen Körper und Seele krank, wenn sie nicht ausgeglichen werden können. Der Sport, die im Umgang mit ihm gewonnene Vertrautheit mit dem eigenen Körper, liefert zwei Hilfen: Erstens: Die im Sport spielerisch angeeigneten Mechanismen zur Kontrolle und Bewältigung eines Spannungszustandes helfen, den psychologischen Druck auszugleichen. Sie sind unaufgefordert da und beeinflussen mein Verhalten und Erleben lindernd, retten mich vor dem »Erfrieren«. Zweitens: die Arbeit mit dem Körper als Mittel, das Nervensystem über die Ermüdung ruhigzustellen.

Mißerfolge, die Angst um den Arbeitsplatz, treiben viele Menschen in Kompensationshandlungen hinein: Übermäßiges Essen, Alkohol, Zigaretten, Psychopharmaka, Flucht in eine vollkommen entlastete Welt – das alles entlastet natürlich nur auf Zeit, solange die Betäubung wirkt, denn jede Manipulation vergrößert irgendwann die Schwächen. Sport hingegen liefert eine natürliche Therapie, denn die Arbeit mit dem Körper wirkt zugleich als Streicheleinheit für die Seele – ein Dualismus, der positiv wirkt.

Ich komme wieder auf den Segen der Müdigkeit zurück. Wenn der Körper belastet worden ist, dann hat er seine ihm von der Natur vorgegebenen Funktionen erfüllt: die Verwandlung der Stoffe, die Produktion von Energie und damit einhergehend die Vernichtung der Abfallstoffe. Die Angst ist nicht zu Ende, aber der Mensch ist müde und kann schlafen, weil die Natur den Schlaf beansprucht. Und im Schlaf erneuern sich alle Kräfte. Nach einer Nacht Schlaf bin ich in der Lage, den Anforderungen, die mich gestern noch erdrückt haben, neu entgegenzutreten.

Das Trainingsfeld Sport bringt mir auch die Erkenntnis, daß mir Erfahrung nur im eigenen Handeln, über die Initiative, im weitesten Sinne über den Kampf gegen meine Schwächen geliefert wird. Und zwar um so intensiver, je hingebungsvoller mein Einsatz ist. Resignation liefert keine Erfahrung. Resignation ist nicht einmal ein Standpunkt.

Das ist keine Erkenntnis des Sports. Doch es ist eine im Alltagskampf leicht vergessene Erkenntnis, auf die wir uns, wenn wir bestehen wollen, immer wieder neu zurückführen müssen. Sport bietet uns hier nur einen einfachen, durchsichtigen, für jeden ohne Rücksicht auf seine nach einem bestimmten Standard gemessene Leistungsfähigkeit leicht beschreitbaren Weg an. Die unmittelbare Erfahrung über meinen Körper kann mir – gerade in Konfliktsituationen – zur Klärung meiner Welt verhelfen.

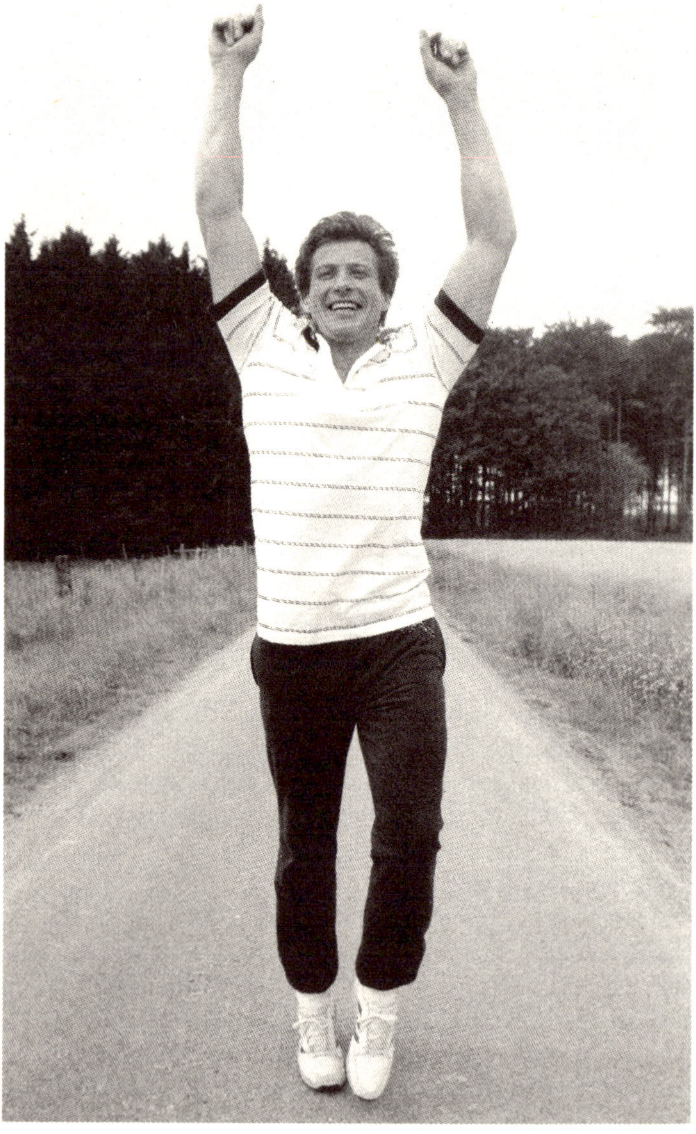

Bewegung soll Freude machen:

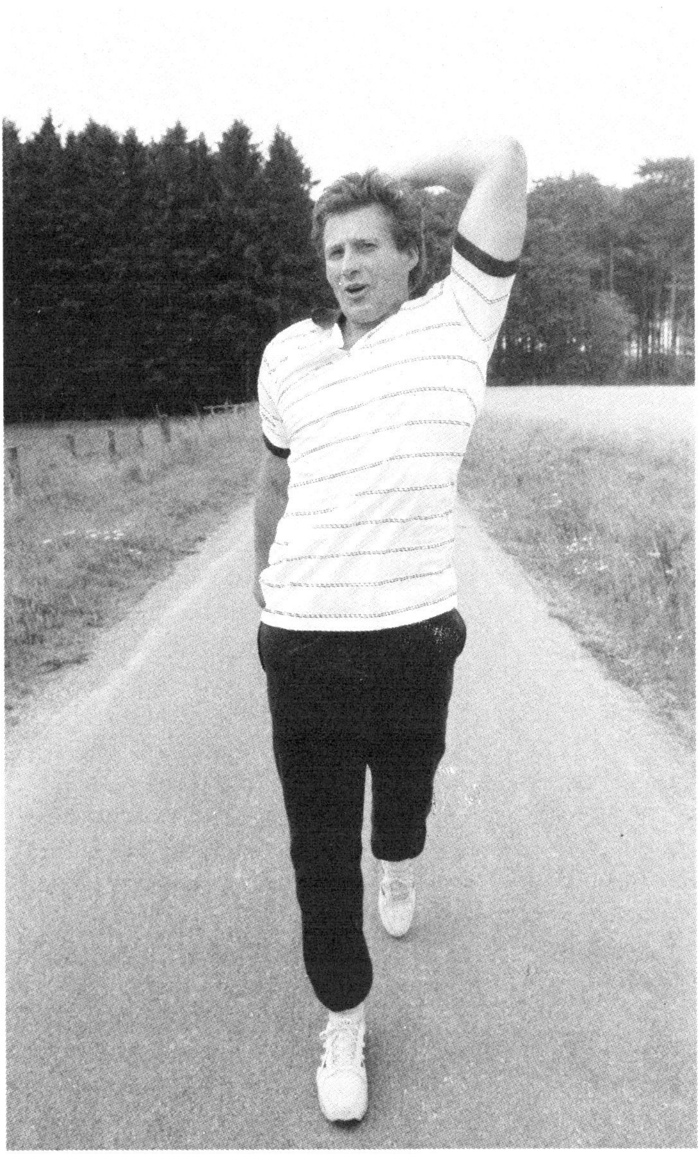

Gymnastik aus dem Gehen heraus

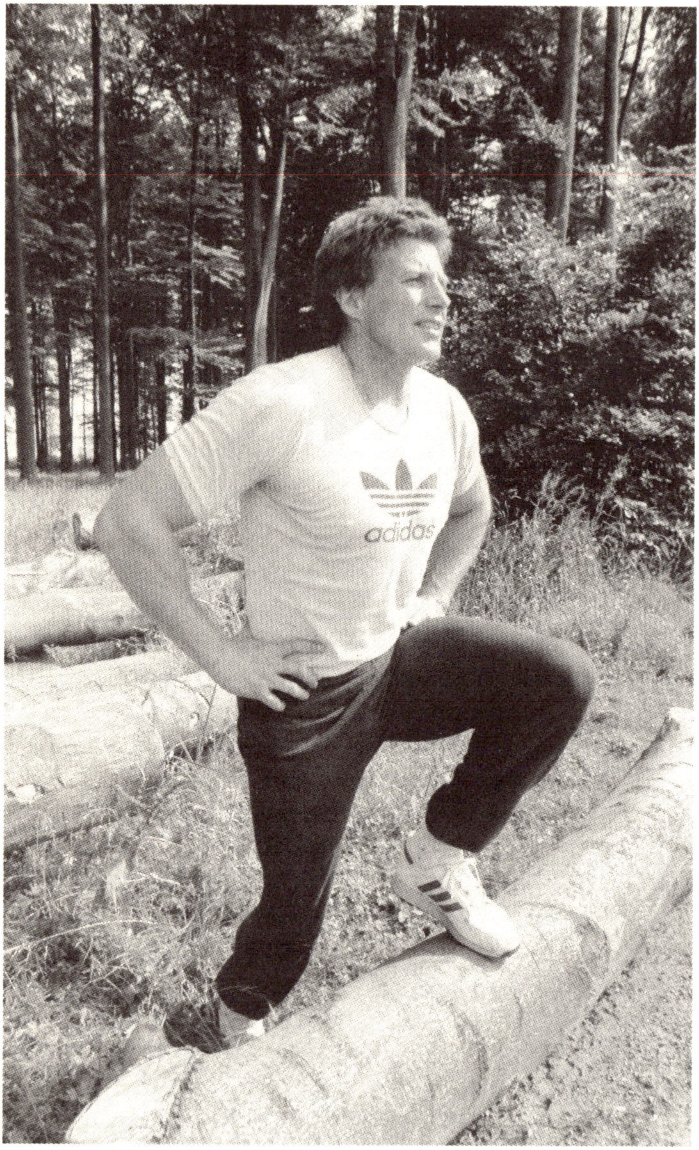

Kurze Unterbrechung des Waldspaziergangs:

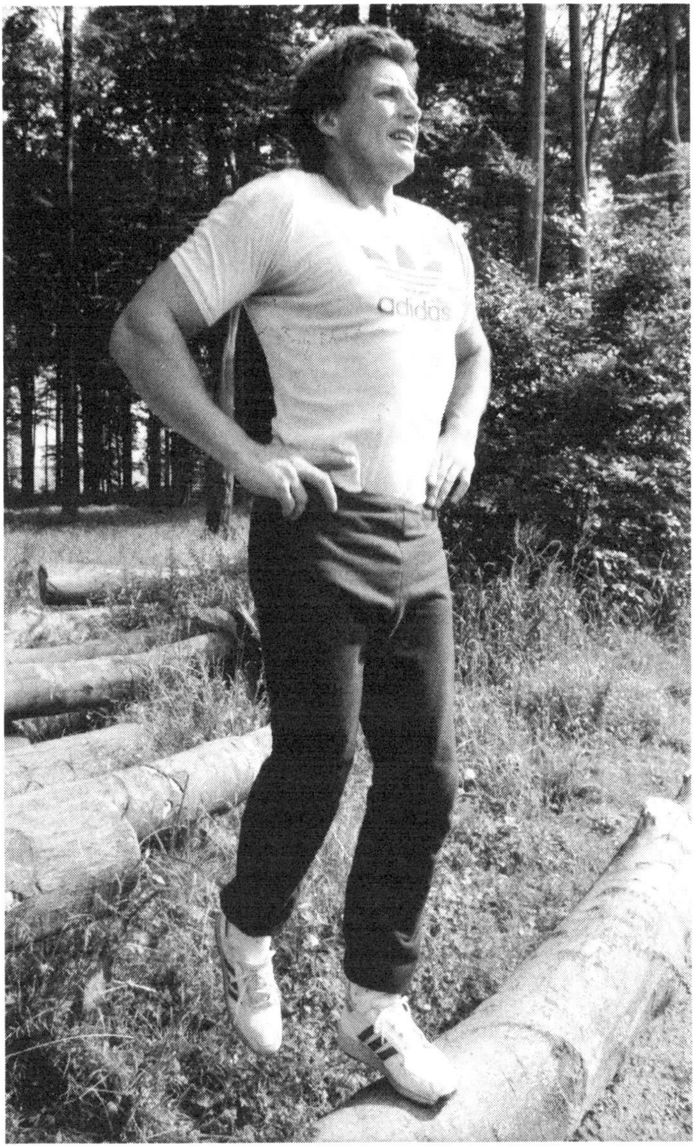

Kräftigung der Beine

Die Grundlagen der Ernährung

Es gibt drei Nährstoffe: Kohlehydrate (1 Gramm = 4,5 kcal), Fett (1 Gramm = 9,3 kcal) und Eiweiß (1 Gramm = 4,5 kcal). Darüber hinaus sind in den Nahrungsmitteln noch Vitamine und Spurenelemente enthalten.

I. Nährstoffe

Sie liefern Energie und sorgen für den Erhalt unserer Körperstruktur.

1. *Kohlehydrate*
   Sie sollten etwa 50 bis 60 Prozent der Nährstoffe ausmachen.
   a) Polysaccharide (Vielfach-Zucker)
      Man findet sie in pflanzlichen Nahrungsmitteln wie Reis, Kartoffeln und Getreideprodukten.
   b) Glykolen (tierische Stärke)
      Das Reservekohlehydrat des tierischen Organismus kommt besonders im Leber- und Muskelgewebe vor. Es kann ebenfalls im Magen-Darm-Trakt abgebaut werden.
   c) Disaccharide (Zweifach-Zucker)
      Der umfangreiche Zuckerkonsum mit dem Rohrzucker, also dem normalen Haushaltszucker, hängt sehr eng mit dem Ansteigen der Zivilisationskrankheiten zusammen. So entstehen hauptsächlich durch ihn Zahnkaries, Diabetes und koronare Gefäßerkrankungen.
   d) Monosaccharide (Einfachzucker)
      Diese Glukose ist der hauptsächliche Energielieferant des Gehirns und der roten Blutkörperchen.

Bemerkung: Die meist bei den Kohlehydraten vorkommenden Ballaststoffe sind im menschlichen Enzymsystem nicht verdaulich und sind häufig aus pflanzlichen Bestandteilen. Sie liefern keine Energie, dienen dem menschlichen Stoffwechsel als Grundlage für die Darmbakterien und werden zu Gasen, Milchsäure und Fettsäuren umgebaut. Außerdem üben sie eine sättigende Wirkung durch voluminöse Nahrung aus und lockern den Darminhalt gegen Verstopfung auf. Bei der Ernährung sollten Polysaccharide aus Getreide, Getreideprodukten, Kartoffeln und Obst verzehrt werden, da sie nebenher noch reich an Vitaminen und Mineralien sind.

2. *Fette*

   Fette sind Energielieferant und Träger essentieller (lebensnotwendig, da vom Körper selbst nicht herstellbar) Nahrungsbestandteile.

   a) Tierische Fette werden in Verbindung der fettlöslichen Vitamine A, D und E benötigt.
   b) Pflanzliche Fette sind dem Körper wesentlich dienlicher, weil sie den Cholesterinspiegel nicht so anheben wie die tierischen Fette. Cholesterin ist zum Beispiel enthalten in Milch/Milchprodukten (6%), Butter (10%), Fleischwaren (15%), Fleisch (20%) und Eiern (37%).

3. *Eiweiß (Proteine)*

   a) Tierisches Eiweiß: Fleisch, Fisch, Geflügel, Wild, Milch, Milchprodukte, Eiklar.
   b) Pflanzliches Eiweiß: Sojabohnen, Hülsenfrüchte, Getreide, Kartoffeln, Gemüse.

Das Eiweiß hat die Aufgabe, die Körperstruktur zu erhalten und weiter auszubauen (Muskeln). Es empfiehlt sich, Proteine sowohl pflanzlicher als auch tierischer Herkunft aufzunehmen. Beim gesunden Menschen beträgt der Eiweißbedarf etwa 1 Gramm pro Kilogramm Körpergewicht, bei Leistungssportlern bis 2 Gramm pro Kilogramm Körpergewicht.

II. Vitamine

Es gibt fett- und wasserlösliche Vitamine. Der Körper kann sie selbst aufbauen.

1. *Vitamin A – fettlöslich*
   - erhöht die Widerstandskraft gegen Infektionen, begünstigt Wachstum und Ernährung,
   - kommt als Vorstufe vor in Spinat, Milch, Butter, Rüben, Eigelb und Leber.
2. *Vitamin B_1 – wasserlöslich*
   - wichtig für den Stoffwechsel des Nervengewebes und der Sinnesorgane,
   - kommt vor in Getreideprodukten (Vollkorn), Hefe, Schweinefleisch, Leber, Milch, Kartoffeln, Früchten, reifen Erbsen.
3. *Vitamin B_2 – wasserlöslich*
   - wichtig für die Zellatmung,
   - kommt vor in Spinat, Birnen, Aprikosen, Bananen, Fleisch, Leber, Milch, Eiern.
4. *Vitamin B_6 – wasserlöslich*
   - greift in den Eiweiß- und Hormonstoffwechsel ein,
   - es ist Bestandteil verschiedener Enzyme.
5. *Vitamin B_{12} – wasserlöslich*
   - ist für die Reifung der roten Blutkörperchen notwendig und ermöglicht den Aufbau von Aminosäuren,
   - kommt vor in Milch, Eiern, Fleisch und Leber.
6. *Vitamin C – wasserlöslich*
   - steigert die Abwehrkräfte und sorgt für eine optimale Durchblutung der Schleimhäute,
   - kommt vor in Zitrusfrüchten, Hagebutten, Paprika, Kartoffeln und Frischgemüse.
7. *Vitamin D – fettlöslich*
   - regelt den Hormonspiegel des Blutes und fördert den Knochen- und Zahnaufbau,
   - kommt vor in Muttermilch, Milch, Eigelb, Leber, Lebertran.
8. *Vitamin E – fettlöslich*
   - wirkt auf die Keimdrüsen und auf die Bildung des Bindegewebes,
   - kommt vor in Getreidekeimlingen, Fleisch, Milch und Eigelb.

Bei normaler, abwechslungsreicher Ernährung mit frischem Obst, Gemüse, Milch, Brot und Butter kommt es auf keinen Fall zu einem Vitaminmangel.

III. Spurenelemente

Die keine Energie liefernden Spurenelemente sind ebenfalls ausreichend in den Nahrungsmitteln enthalten. Es sind Calcium, Magnesium und Kalium. Eisen wird vor allem zur Bildung des roten Blutfarbstoffes benötigt und ist der einzige Stoff, der nicht in ausreichendem Maße von der Ernährung gedeckt werden kann.

Abnehmen am Wochenende

Freitag

Erstes Frühstück

1/2 Grapefruit, mit Süßstoff gesüßt
1 Scheibe Vollkornbrot
80 g Kräuterquark
(10% Fett i. Tr.)
Kaffee, Tee oder Kräutertee
Alle Getränke ungezuckert oder mit Süßstoff

Zweites Frühstück

Möhrenrohkost
(von 2 Möhren, vermischt mit dem Saft einer halben Zitrone und 1/2 Teelöffel Bierhefe)

Mittagessen

1/4 gebratenes Hähnchen (in Alufolie gebraten, gut gewürzt, mit gehackten Kräutern eingestrichen)
1 Apfel (klein, etwa 100 g)

Kräuterquark
Quark (Magerquark) mit einem Schneebesen und 2 Eßlöffeln Mineralwasser verrühren. 1 Eßlöffel gehackte frische Kräuter (Petersilie, Dill, Schnittlauch, Knoblauch und, falls vorhanden, noch andere) und 1/2 Teelöffel Bierhefeflocken unterziehen. Mit Pfeffer und gemahlenem Kümmel abschmecken.

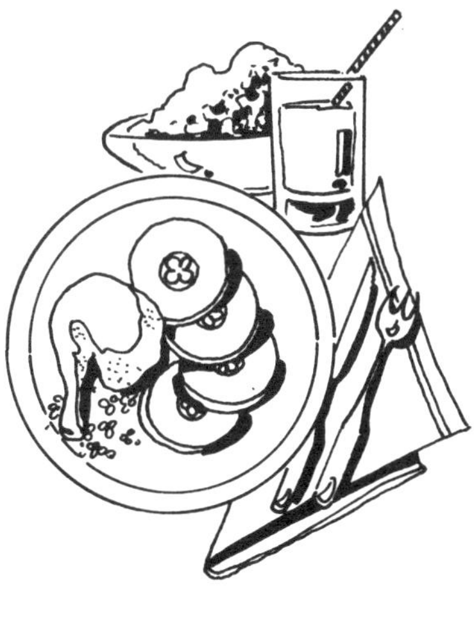

Abendessen

Rumpsteak, fettfrei gegrillt (100 g Rohgewicht)
Frische Champignons (200 g Rohgewicht, ersatzweise 1/4 Dose)
Kartoffel im Silberfrack (1 Kartoffel)

Frische Champignons
Die Champignons gut waschen, in dünne Scheiben schneiden, mit Zitronensaft beträufeln (um die Verfärbung zu verhindern). 1/2 Teelöffel Margarine zerlaufen lassen, Champignons zugeben, mit dem Saft einer halben Zitrone würzen. Etwa 10–12 Minuten auf kleiner Flamme dünsten lassen (kein Wasser zugeben). Mit weißem Pfeffer und Muskat abschmecken.

Kartoffel im Silberfrack
Eine mittelgroße Kartoffel gut waschen. Ein entsprechend großes Stück Alufolie ausschneiden, etwas Majoran darauf streuen und die Kartoffel darin einwickeln. 45 Minuten backen. Wenn die Kartoffel fertig ist, oben 1 Teelöffel saure Sahne obenauf geben.

Gute-Nacht-Überraschung
Erdbeerbuttermilch (aus 1/8 Liter Buttermilch und 80 g ungezuckerten Erdbeeren)

Erdbeerbuttermilch
Die ungezuckerten Erdbeeren (Frischware oder tiefgekühlt) mit einer Gabel zerdrücken oder im Mixer pürieren. Die halbe Buttermilch nach und nach unterziehen.

Erstes Frühstück

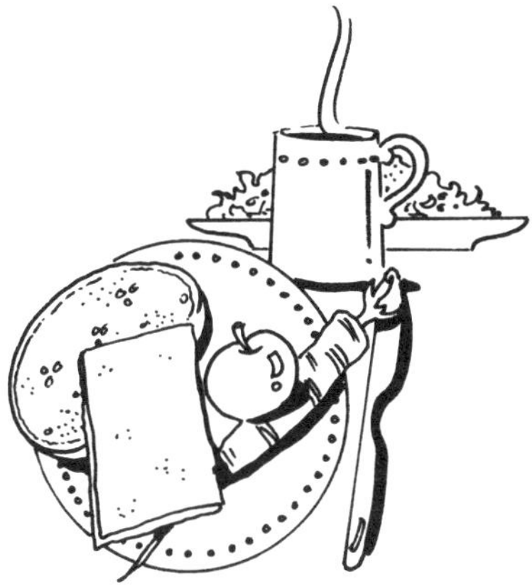

1 Scheibe Vollkornbrot
1 Scheibe Romandourkäse
1/2 Teelöffel Diätmargarine
Rohkost (1 Apfel gerieben und 1 Karotte gerieben, vermischt mit dem Saft einer halben Orange und 1/2 Teelöffel Bierhefe)
Kaffee, Tee oder Kräutertee
Alle Getränke ungezuckert oder mit Süßstoff

Zweites Frühstück

1/2 Grapefruit (100 g)

Mittagessen

Gekochtes Ochsenfleisch (100 g) mit grüner Sauce
Grüner Salat mit Zitronendressing (1/2 Kopf Salat)

Grüne Sauce
Ein Becher Magerjoghurt mit 2 Eßlöffel Mineralwasser verrühren, 1 gehäuften Eßlöffel gehackte, frische Kräuter unterziehen, mit Kräutersalz, Pfeffer aus der Mühle, Zitronensaft, etwas gemahlener Muskatnuß und 1/2 Teelöffel Bierhefe würzen.

Abendessen

Chicorée-Überraschung
(2 Stauden Chicorée)

Chicorée-Überraschung
2 Stauden Chicorée halbieren, den harten Strunk entfernen, gut waschen, jede Hälfte in eine Scheibe mageren Schinken einwickeln und in eine mit etwas Diätmargarine ausgestrichene Form legen, 1/4 Liter ungesalzener Brühe angießen, mit Folie abdecken und etwa 30 Minuten im Ofen dünsten. Servieren mit gehackter Petersilie, weißem Pfeffer und Kerbel.

Gute-Nacht-Überraschung

Zitronenquark (von 80 g Magerquark und dem Saft von einer Zitrone)

Erstes Frühstück

1 Ei im Glas
1 Scheibe Knäckebrot
2 Scheiben Lachsschinken
1/2 Teelöffel Diätmargarine
Kaffee, Tee oder Kräutertee
Alle Getränke ungezuckert oder mit Süßstoff

Zweites Frühstück

Sanddornbuttermilch (1/2 Tasse Buttermilch, gemischt mit 1/2 Tasse ungesüßtem Sanddornsaft)

Mittagessen

Geflügelsalat (100 g gekochtes oder gebratenes Geflügel)
1 Magermilchjoghurt

Geflügelsalat
Das gekochte oder gebratene Geflügel von der Haut und den Knochen befreien, in mundgerechte Stücke schneiden, 1/2 Apfel klein würfeln. Das Geflügelfleisch, den Apfel und 1 Kästchen Kresse mischen und mit folgender Sauce anmachen: 1/2 Becher Magerjoghurt mit etwas Zitronensaft vermischen, 1/4 Teelöffel Curry und 1/2 Teelöffel Bierhefeflocken unterziehen.

Abendessen

1 Tasse Fleischbrühe (gut entfettet)
Norwegische Zitronenforelle (1 Forelle, mittelgroß)
Radieschensalat (100 g Radieschen, etwa 12 Stück)

Norwegische Zitronenforelle
Forelle (Frischware oder Tiefkühlkost) mit einer Mischung aus 1 Teelöffel Lemon-Pfeffer, 1 Teelöffel gehackter Petersilie und 1 Teelöffel frischem Dill füllen. Mit dem Saft einer Zitrone beträufeln. In ein entsprechendes Stück Alufolie einschlagen und im 250 Grad vorgeheizten Ofen etwa 12 bis 15 Minuten garen.

Radieschensalat
Die Radieschen waschen, in dünne Scheiben schneiden und mit Zitronendressing anmachen.

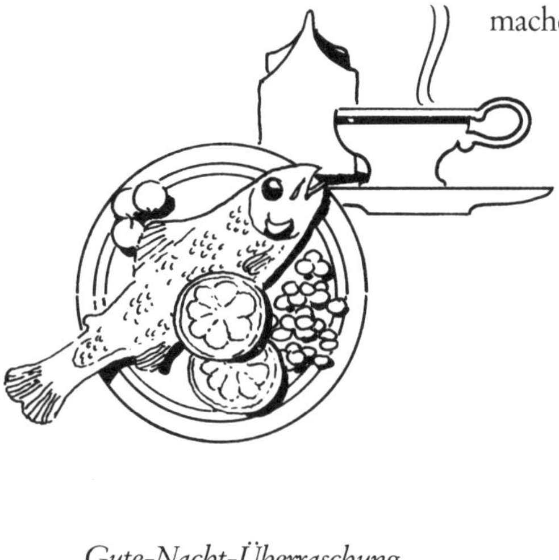

Gute-Nacht-Überraschung

Frische Melone (100 g, etwa 1/8 Melone)

Sie nehmen jeden Tag nicht mehr als 1000 Kalorien zu sich!

Bens Cocktail

Man nehme fünf Übungen, die die wichtigsten Muskelgruppen des Körpers ansprechen.

Zu beachten wäre: Der Körper muß unbedingt durch ein entsprechendes Aufwärmtraining (5 bis 10 Minuten) die Betriebswärme (in Form von Schweiß) erreicht haben.

Je nach Bewegungserfahrung, Alter und der momentanen Faszelitäten (subjektives Gefühl zu sich, Temperatur im Raum) wird der Input für die gemütliche, schlückchenweise Form oder das totale Herunterkippen des Cocktails gegeben, der aber, wie schon gesagt, ohne entsprechende Grundlage »fürchterlich« enden könnte.

Liebliche Geschmacksrichtung

1. Strecksprünge halbe Hocke (Rücken gerade, Arme hinter dem Kopf)
   5 bis 20 Wiederholungen.

2. Halbe oder ganze Liegestütze
   a) Mit weiter oder enger Armstellung.
   b) Aus der Grätschstellung auf weite oder enge Arme fallend. Entweder federnd betätigen oder wieder in den Stand zurückdrücken.
   5 bis 20 Wiederholungen.

3. Bauchmuskel: Rückenlage
   a) Ellbogen umfassend auf den Bauch legen.
   b) Ellbogen umfassend hinter den Nacken legen (keinen Schwung holen).
   c) »Klappmesser«.
   5 bis 20 Wiederholungen.

4. Rückenmuskel: Bauchlage (wenig Hohlkreuz)
   Extrem Ausstrecken, Fäuste ballen, Kopf weit anheben und belassen. Aus der Hüfte und dem Oberarmbereich heraus schnelles Strampeln!
   10 bis 60 Sekunden.

5. Auf der Stelle laufen (Kniehebelauf)
   Dabei abwechselnd kleine Rundhanteln, Steine oder Bücher (max. bis 5 kg) bewegen.
   10 bis 60 Sekunden.

Die Pausen zwischen den fünf Übungen liegen bei einer bis drei Minuten (Puls und Erholungszeit berücksichtigen).

Herbe Geschmacksrichtung (für Kenner und Unverbesserliche)

1. Übungen und Wiederholungen bleiben gleich, jedoch dürfen keine Erholungspausen zwischen den einzelnen Übungen eingelegt werden.

2. Hohe Intensität (Vorsicht!).

Für beide Geschmacksrichtungen werden höchstens drei Serien dieser fünf Übungen empfohlen. Dann ist man gerade noch fahrtüchtig.

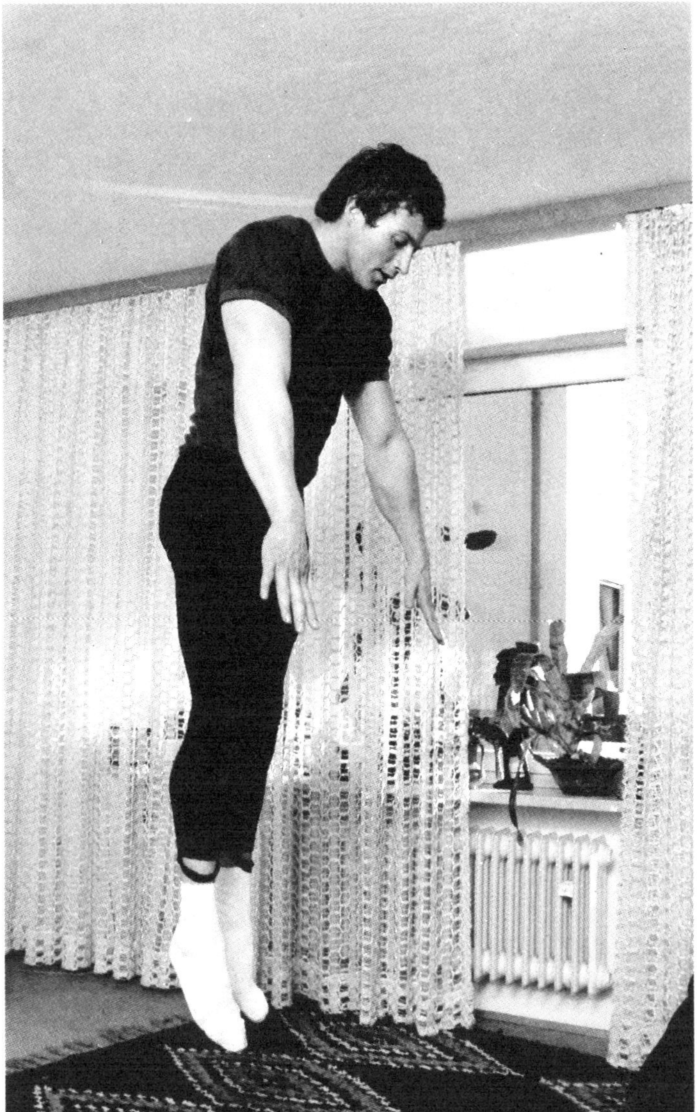

Strecksprung halbe Hocke

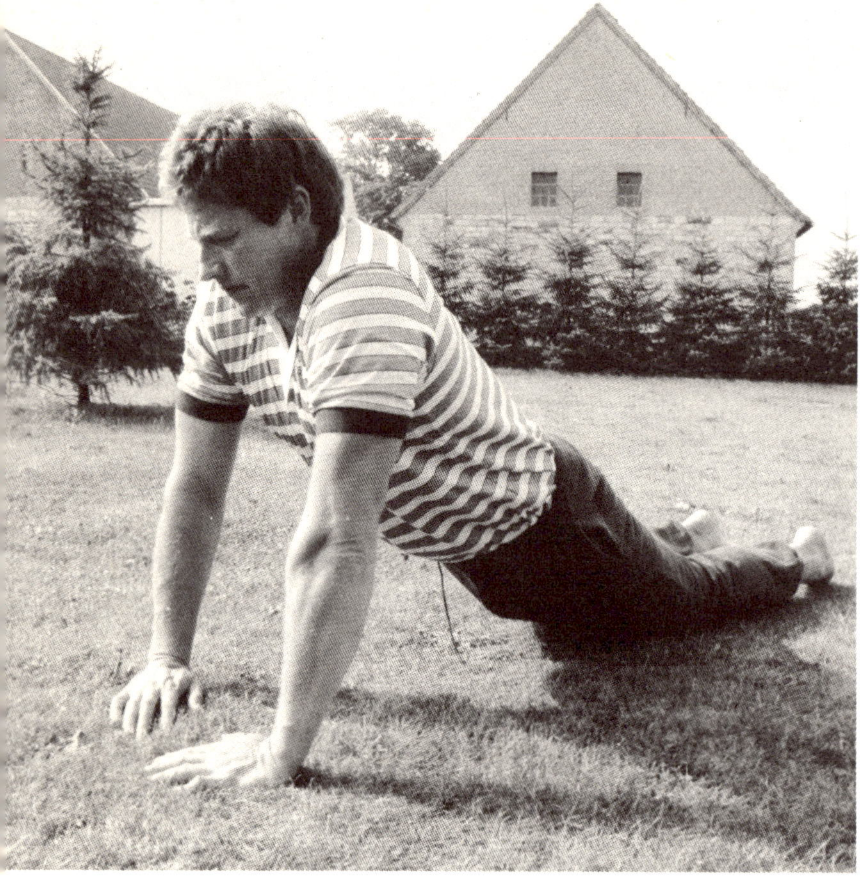

Halber Liegestütz (Ausgangsstellung)

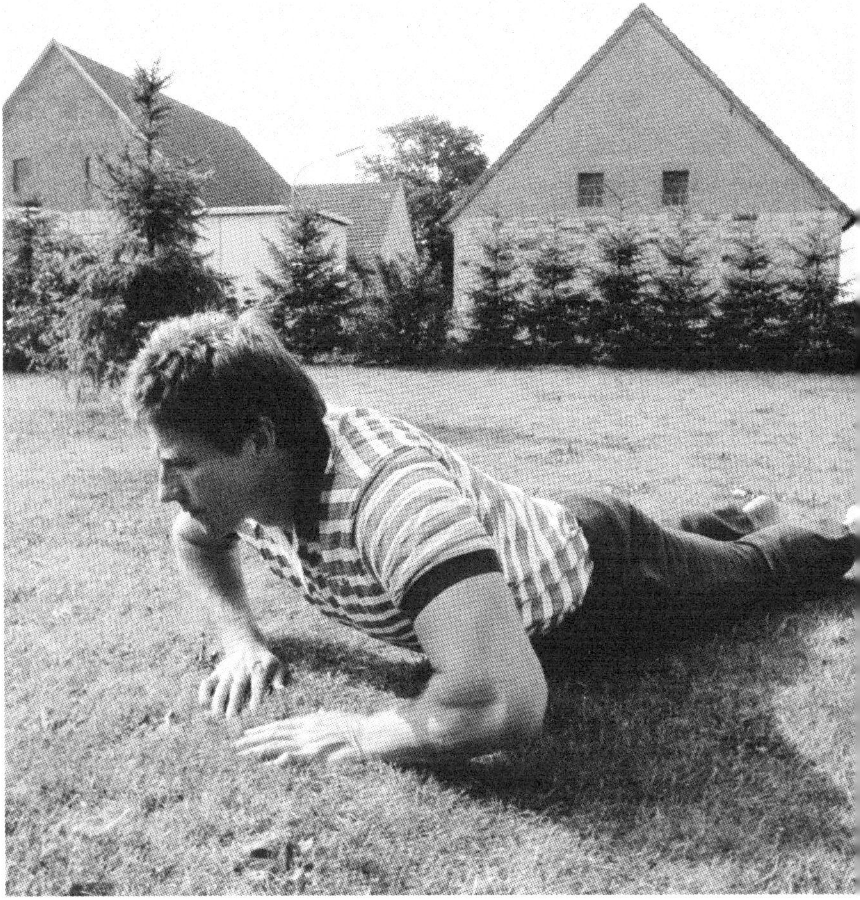

Halber Liegestütz (Auffangphase)

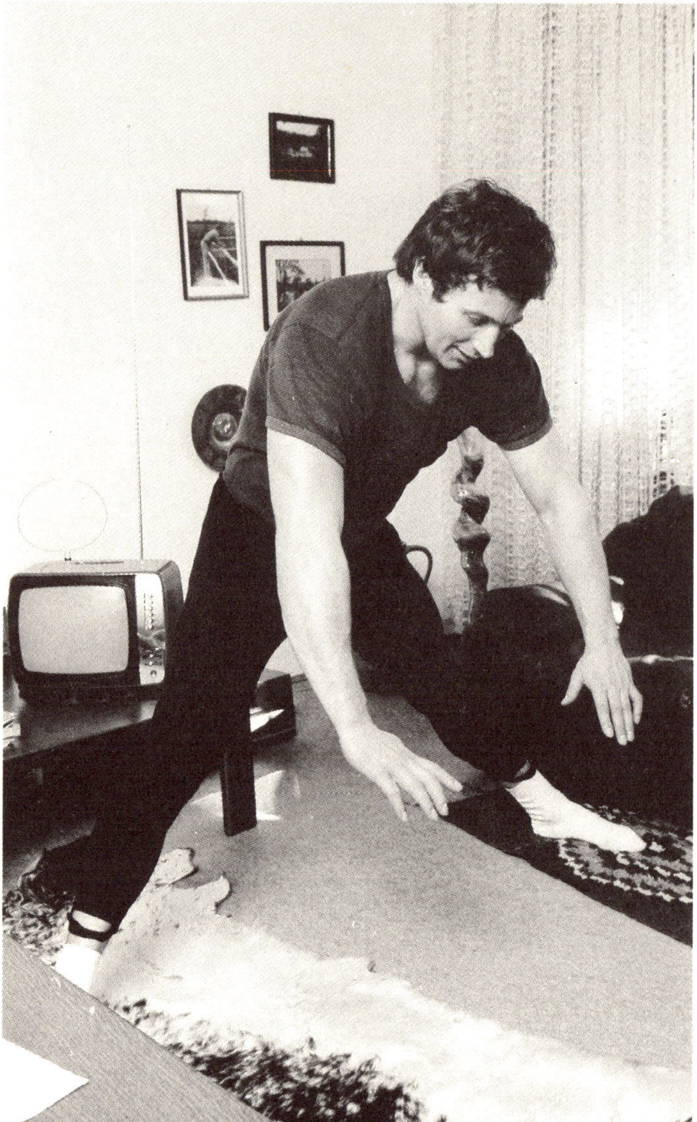

Fallender Liegestütz (Ausgangsstellung)

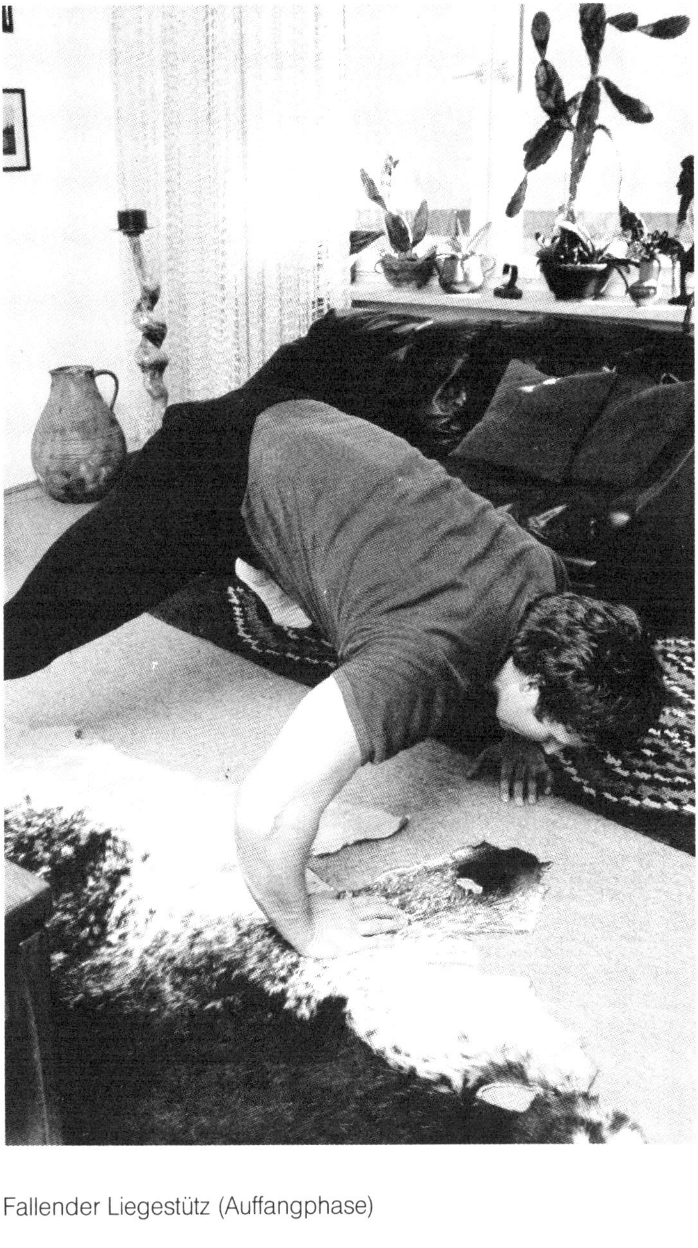

Fallender Liegestütz (Auffangphase)

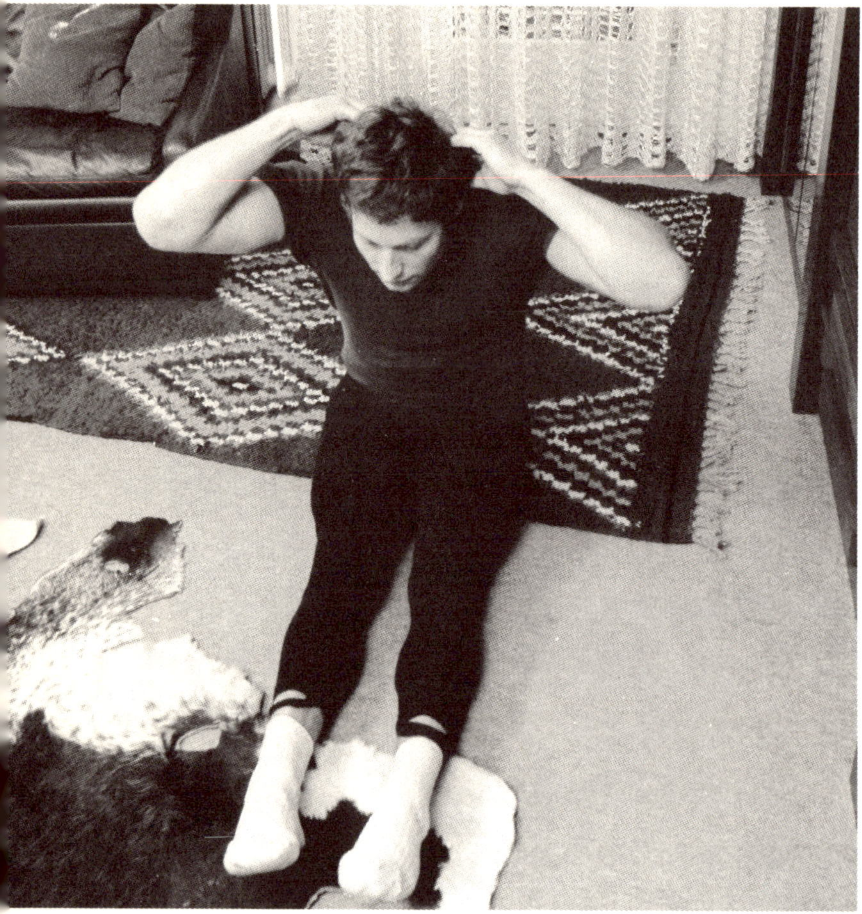

Bauchmuskel: Rückenlage

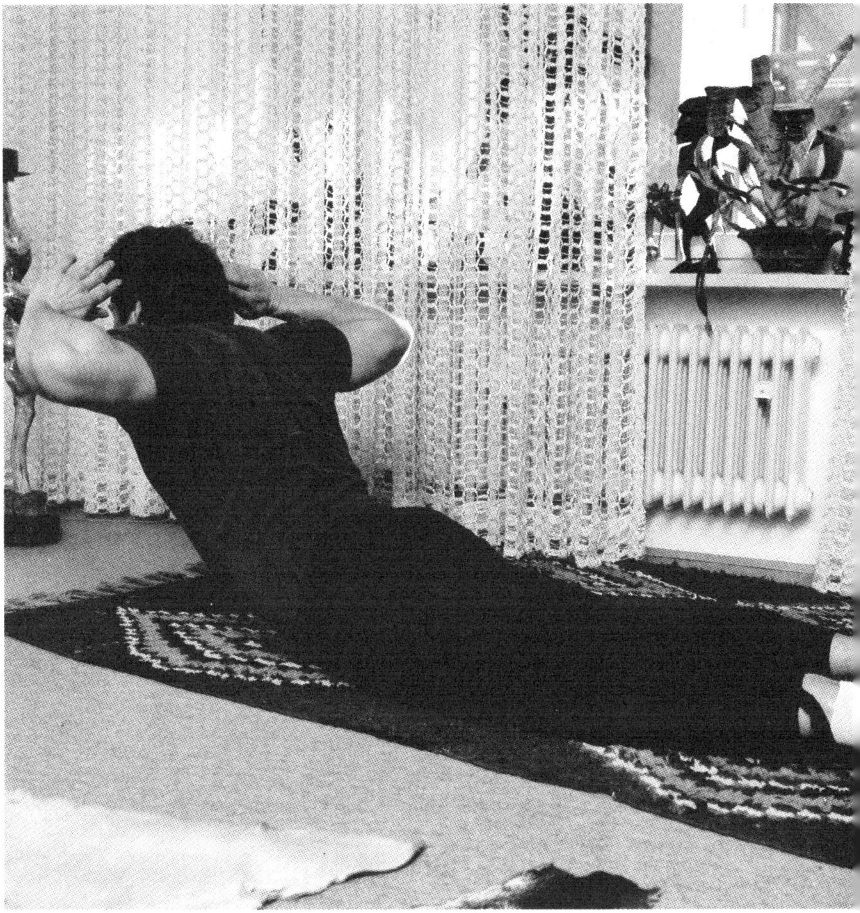

Rückenmuskel: Bauchlage

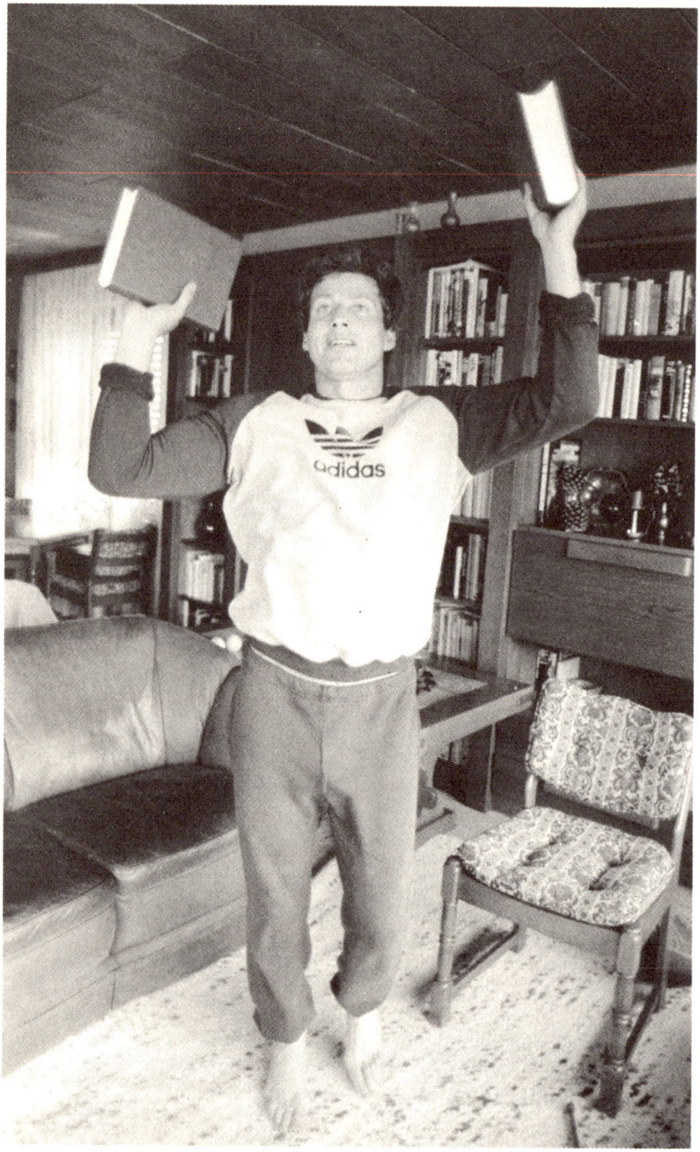

Auf der Stelle laufen . . .

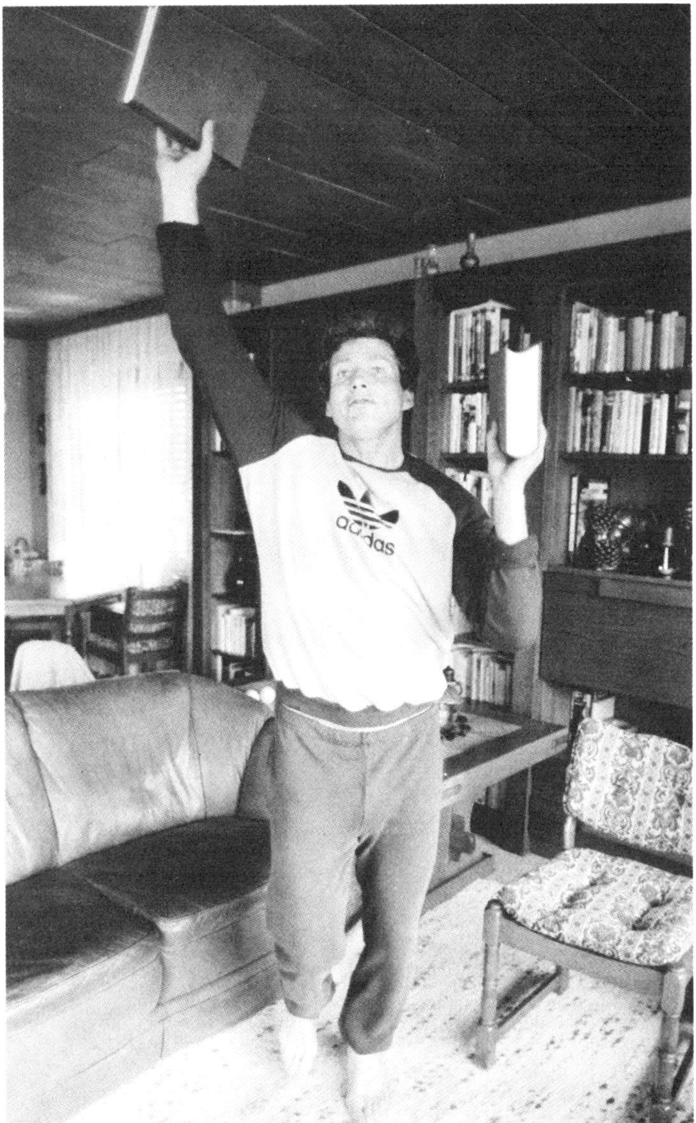

. . . und das bis zu 60 Sekunden

Sport und Energie

Durch die unterschiedliche Intensität der Muskelarbeit bei den verschiedenen Sportarten gibt es interessante Aufschlüsse über den Energieverbrauch. Besonders sind die vier wichtigsten Ausdauersportarten Laufen, Radfahren, Skilanglauf und Schwimmen zu beachten.

Sportart	Stufe		Stündlicher Kalorienverbrauch pro kg Körpergewicht
Laufen	I	10 km/Std.	10 kcal
	II	15 km/Std.	13 kcal
	III	20 km/Std.	58 kcal
Radfahren	I	10 km/Std.	4 kcal
	II	15 km/Std.	5,5 kcal
	III	20 km/Std.	8 kcal
Skilanglauf	I	10 km/Std.	10 kcal
	II	15 km/Std.	15 kcal
Schwimmen	I	15 m/Min.	3,5 kcal
	II	1 km/Std.	4 kcal
	III	50 m/Min.	11 kcal
Grundumsatz			1,0 kcal
Schlaf			1,0 kcal
Sitzen			1,1 kcal

Warnung für diejenigen,
die gerade mit ihrem Fitneß-Programm beginnen:
Squash produziert 300mal mehr Streßhormone
als langes Laufen!

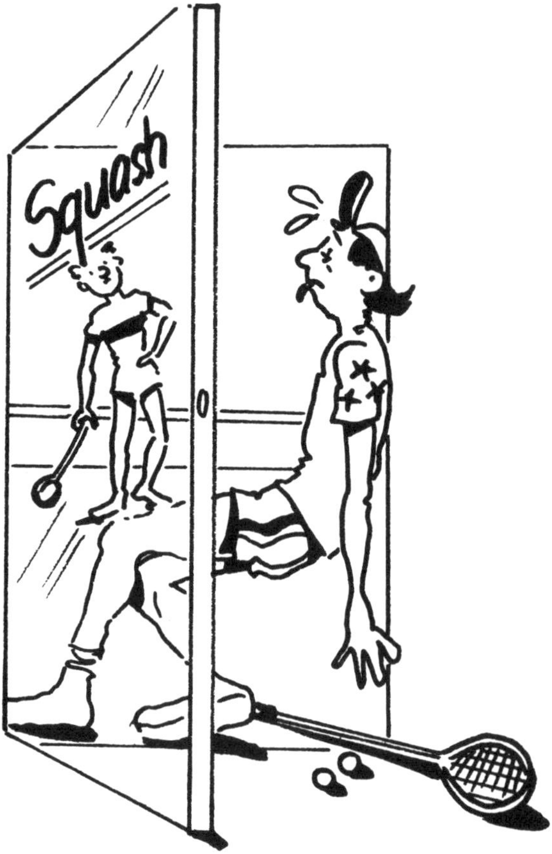

Sportart	Stufe		Stündlicher Kalorienverbrauch pro kg Körpergewicht
Stehen			1,25 kcal
Gehen	I	3 km/Std.	2,5 kcal
	II	5 km/Std.	3 kcal
Gymnastik			3,0 kcal
Reiten (Trab)			3,2 kcal
Golf (5–6 Löcher/Std.)			3,5 kcal
Tischtennis			3,5 kcal
Tennis			6,0 kcal
Rudern 5 km/Std.			6,5 kcal

Zurück zum Buffet

Der sechste Tag. Heute werden wir wieder auseinandergehen. Der Tee von wilder Minze hat plötzlich eine ungeheure Bedeutung. Wir schmecken die Kräuter, die am See wachsen, noch einmal. Wir räumen das Camp auf, verschnüren Hacken, Schaufeln, Äxte, Sägen. Wir betrachten die Brücke, die wir gebaut haben, das Baumhaus, das nicht fertig geworden ist, wir sehen auf die Stelle im See, wo der große Hecht gestanden hat, den wir essen wollten und nicht gefangen haben.

In einem Hotel in Malente ist ein Frühstücksbuffet vorgesehen. An das Frühstück denkt noch niemand. Man sieht über die Felder, sieht, unserem See gegenüber, die Linie des Kammes der Waldhöhe, wo wir Holz gesammelt haben. Wir sprechen wenig miteinander und sehr freundlich, beinahe sanft. In einer merkwürdigen Stille verlassen wir das Camp, gehen unterhalb der Waldhöhe am anderen Ufer des Sees den Weg entlang, sehen hinüber auf das flache Dach der Hütte, in der wir geschlafen haben, die Feuerstelle, den Sägeplatz und biegen in den schattigen Hohlweg ein, über dem die Baumkronen zusammengewachsen sind, und gehen nicht schnell. Dann sind wir auf der Landstraße nach Malente.

Später im Hotel die Sauna. Zum erstenmal wieder ein Blick in den Spiegel. Sie betrachten ihren Bartwuchs, und sie sehen in ein Augenpaar, das ihnen auf merkwürdige, aber beglückende Weise fremd ist. Das sind sie! Das sind sie auch.

Dann stürzen sie sich auf das Frühstücksbuffet, hungrig vor allem mit den Augen und in dem Bewußtsein, dies alles so lange völlig entbehrt zu haben. Und dann wundern sie sich, daß sie ihre vollgeladenen Teller nicht leeren können. Sie sind viel schneller satt, als sie dachten, und nun erleben sie an der Fülle und dem Überfluß noch einmal, was sie in den Tagen draußen im Camp erfahren haben: mit wie wenig sie auskommen können.

Ich erzähle ihnen die Geschichte von den zwei Bankdirektoren, die im Camp gewesen waren und auf der nächtlichen Wanderung am Morgen in die Nähe von Malente kamen, durch die Straßen gingen und dem Duft von frischen Brötchen aus den Backstuben nicht widerstehen konnten. Sie brachen das Lagergesetz und waren in den Laden gegangen und waren auf einmal wieder die Bankdirektoren, die es gewohnt waren, daß man ihre Bitten erfüllt, daß man gerade so eine bescheidene Bitte wie die um Brot erfüllt. Ihre Gesichter unrasiert und müde, ihre Kleidung schmutzig, ihre Schuhe verdreckt, und auf einmal machten sie eine Erfahrung, von der sie ganz vergessen hatten, daß sie überhaupt existent ist – für andere. Sie wurden abgelehnt. Sie erklärten verzweifelt, zu welcher

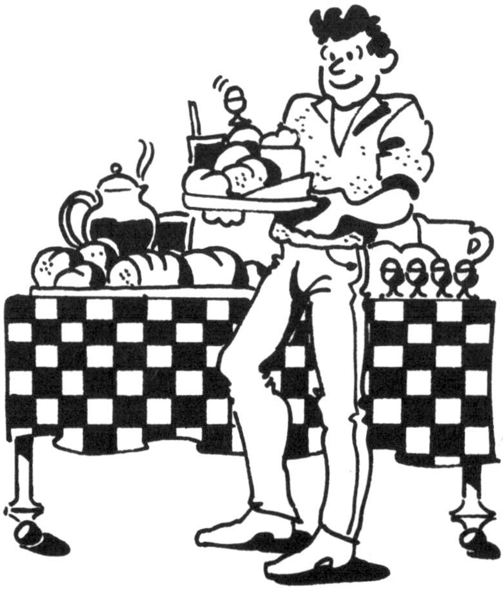

Gruppe sie gehörten, erklärten, sie hätten gerade jetzt kein Geld bei sich, sagten, wer sie seien, beteuerten, sie würden die Brötchen ganz gewiß bezahlen – aber sie wurden abgelehnt. Über diesen Mißerfolg waren sie völlig überrascht. Während ich nun ihre Geschichte erzählte, dachte jeder unter uns daran, was aus dieser Erfahrung für sein eigenes Leben und Handeln gegenüber seinen Mitmenschen zu lernen sei.

Wir erzählen und beichten uns noch einmal unsere Schwächen, und es sind die Schwächen, die unsere Gemeinschaft gestärkt haben, und nicht die Stärken. Der mit dem Rucksack mit der übertriebenen Entdecker-Ausstaffierung hat sich längst aus dem Schatten getraut und wie alle anderen eine Erfahrung gemacht, die er in dieser Umwelt nicht erwartet hatte: Sein Körper kann viel mehr leisten, als er gedacht hatte. Ich beichte ihnen die Tricks, die künstlichen Hindernisse und die kleinen Lügen, die ich vor ihnen aufgebaut hatte, um sie zu schwächen und müde zu machen. Ich erwähne die 2,6 Kilometer (Luftlinie), aus denen über Land 7 Kilometer wurden, die Bullenweiden, die bissigen Hofhunde, die ich für sie erfunden habe, damit sie sich auf eine neue Dimension ihrer eigentlichen Kraft besinnen konnten.

Das alles erzähle ich in meiner Abschiedsrede. Das ist auch Fazit der Woche und eine Auflistung ihrer Stärken und ihrer Schwächen. Ich will ihnen nicht das Bewußtsein von Schwächen mit auf ihren Weg zurückgeben, sondern eine Gebrauchsanweisung, wie sie an sich arbeiten könnten. Die meisten finden erst zu Hause die richtigen Worte und Gedanken für dieses Erlebnis.

Nun ist der Zeitpunkt gekommen, da die Gruppe sich auflöst. Die Autos stehen auf dem Hotelparkplatz, wir gehen nicht mehr gemeinsam zum Bahnhof, von wo wir aufgebrochen sind, zurück. Ich verschwinde dann und gehe noch einmal ins Camp. Viele von ihnen werden in ihrem gewohnten Leben sofort wieder rückfällig und werden wenig von dem, was ihnen im Camp selbstverständlich gewesen ist, in ihren Alltag aufnehmen. Aber ich weiß auch, daß sie selbst in diesem Fall etwas mitnehmen. Eine Erfahrung, die lebendig bleibt und auf die sie vielleicht einmal zurückgreifen werden, wenn sie es brauchen.

Das Intensiv-Wochenend-Programm

Freitagabend

An der Luft

---

3 Minuten schnelles Gehen
1 Minute normales Gehen
2 Minuten Traben
1 Minute normales Gehen
2–5 Minuten Traben
10 Minuten Gymnastik (Dehnung, Beweglichmachung, Kräftigung)
1 Minute normales Gehen
2 Minuten Traben
1 Minute normales Gehen
2–5 Minuten Traben
10 Minuten Gymnastik (Dehnung, Beweglichmachung, Kräftigung)

Im Wohnzimmer

2–5 Minuten Traben
3 × 15 halbe Liegestütze
2 × 15 Strecksprünge aus der halben Hocke
2 × 15 Bauchmuskel (aus der Rückenlage in den Sitz, Arme vor dem Bauch oder hinter dem Kopf)
2 × 30–45 Sekunden Rückenmuskel (aus der Bauchlage mit Händen und Beinen strampeln, Kopf hoch halten – und bitte ein Lächeln auf den Lippen!)

Samstagmorgen

2–5 Minuten Traben (»Lokomotive« vorwärts und rückwärts, Traben oder Laufen)
Nach den jeweiligen Trabzeiten oder Laufzeiten auch die einminütigen Gehpausen einhalten!
10 Minuten Gymnastik (Dehnung, Beweglichmachung, Kräftigung)
4 × 10–20 halbe oder ganze Liegestütze
5 Serien à 20 Meter Kniehebeläufe
5 Serien à 20 Meter Sprunglauf
3 × 15 Bauchmuskel (Rückenlage)
3 × 30–45 Sekunden Rückenmuskel (Bauchlage und Strampeln)
2–10 Minuten Traben mit Gehen

Samstagnachmittag

Sauna: 3 Durchgänge à 10 Minuten (80°C) entschlacken die Haut und verbessern die Durchblutung

Sonntagmorgen

5–10 Minuten Traben
10 Minuten Gymnastik (Dehnung, Beweglichmachung, Kräftigung)
3 × 30 Meter Hopserlauf
3 × 30 Meter Kniehebelauf
3 × 30 Meter Sprunglauf
2 × 15 Strecksprünge (Stand) aus der halben Hocke
3 × 10–20 halbe oder ganze Liegestütze

3 × 15 Bauchmuskel
3 × 30 Sekunden Rückenmuskel
5–15 Minuten Traben

Sonntagnachmittag

1–2 Stunden Waldspaziergang mit Kaffeetrinken

Sauna

- ○ Entschlackt die Haut.
- ○ Verbessert ihre Durchblutung.
- ○ Verbessert die Abwehrkräfte des Körpers.
- ○ Stoffwechselvorgänge werden positiv beeinflußt.
- ○ Wirkt positiv auf das vegetative Nervensystem.
- ○ Zwei Saunagänge zwischen 10 und 20 Minuten.
- ○ Temperaturen von 80° bis 100° Celsius sind günstig.
- ○ Man braucht etwa 1,5 bis 2 Stunden.
- ○ Plötzliches Abkühlen ist nicht so wichtig.
  - Für Anfänger und Kreislauferkrankte besteht jedoch Gefahr, da die Blutgefäße sich im Moment des Abkühlens dreifach verengen können.
  - Bei Genuß von Alkohol, der ohnehin eine Gefäßerweiterung bewirkt, ist die Gefahr eines Kollapses durch noch größere Verengungsspannen möglich.
- ○ Die Sauna ist auch nicht der Ort, an dem man seine Standfestigkeit unter Beweis stellen muß.
  Bei fiebrigen Erkältungskrankheiten besteht ein absolutes Saunaverbot. Fieber ist ein Notsignal des Körpers!

Das Ausweichprogramm für das Wohn- oder Hotelzimmer oder Für die schweren Fälle mit den tausend Ausreden

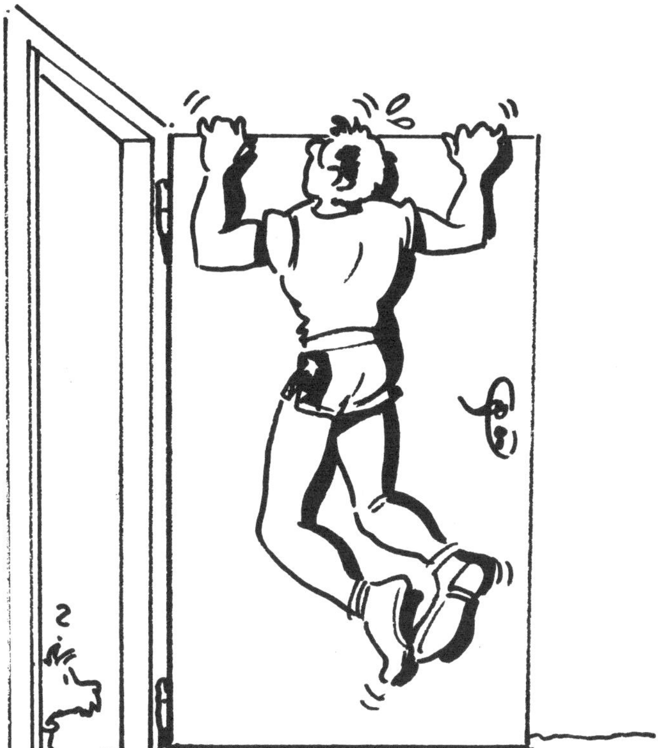

Achtung! Die Tür muß sehr stabil sein!

Der Phantasie sind keine Grenzen gesetzt.
Falls keine stabile Tür vorhanden ist,
ist immer noch ein Ausweichen auf den
Wohnzimmersessel möglich

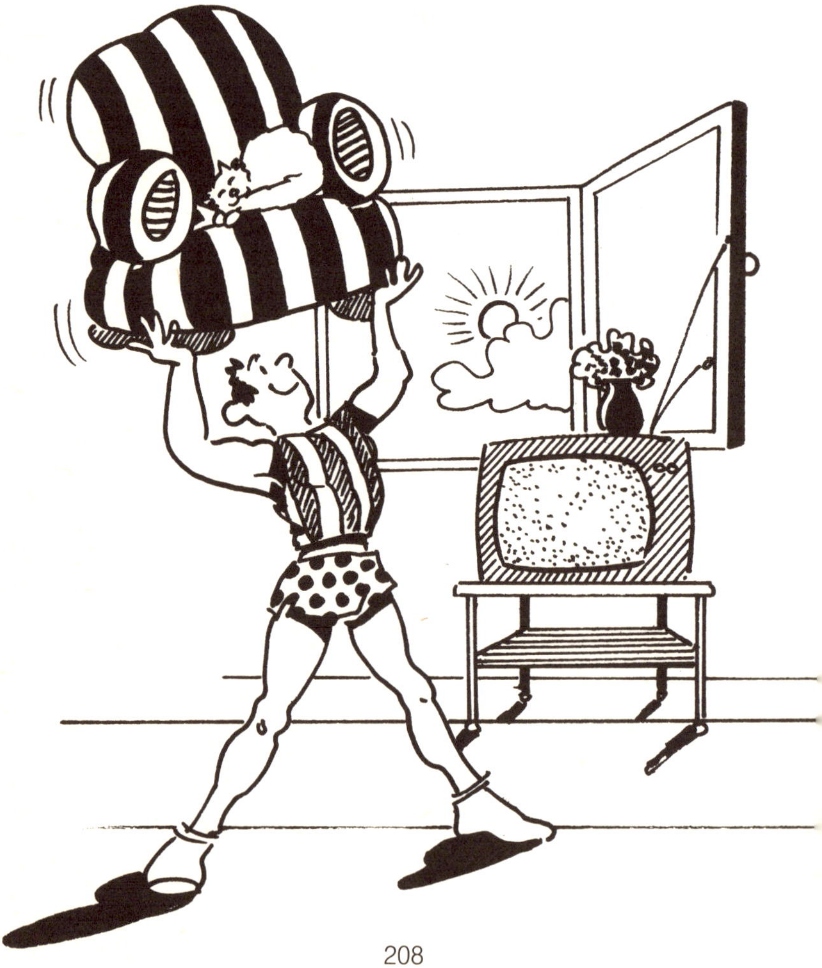

1 – 6	Minuten auf der Stelle laufen (ein dicker Teppich oder ein Schaffell sind hier von Vorteil)
5 – 15	Minuten Gymnastik
2 × 10	Strecksprünge (halbe Hocke)
	oder
4 – 6	× 15 Strecksprünge (tiefe Hocke)
2 – 6	Serien Bauchmuskel (bis 20 Wiederholungen)
2 – 6	Serien Rückenmuskel (30 Sekunden)
3 – 4	Serien Klimmzüge an der Tür (bis 10 Wiederholungen)
2 – 6	Serien 6–25 Liegestütze
1 – 6	Minuten auf der Stelle laufen

Der Garant

Damit Sie Ihr Ziel, Ihre körperliche Fitneß, erreichen und stabilisieren können, wäre der Fitneß-Paß eine geeignete Hilfe. Er würde sowohl die Disziplinierung zum Fitneß-Training unterstützend fördern als auch für eine immer abrufbare Kontrolle Ihrer medizinischen Werte garantieren. Neben den Werten von

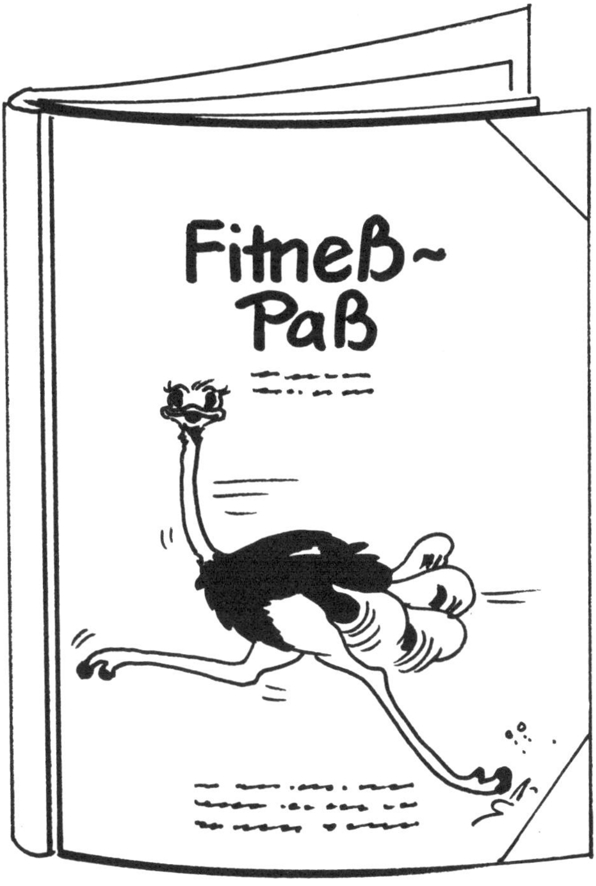

EKG in Ruhe und Belastung sowie den Blutwerten und dem Körpergewicht könnten zusätzlich der Bauchumfang, das Pulsverhalten in Ruhe und Belastung ermittelt und festgehalten werden. Trainingsergebnisse und die unterschiedlichen persönlichen Leistungsentwicklungen könnten somit jederzeit vergleichsweise gegenübergestellt werden.

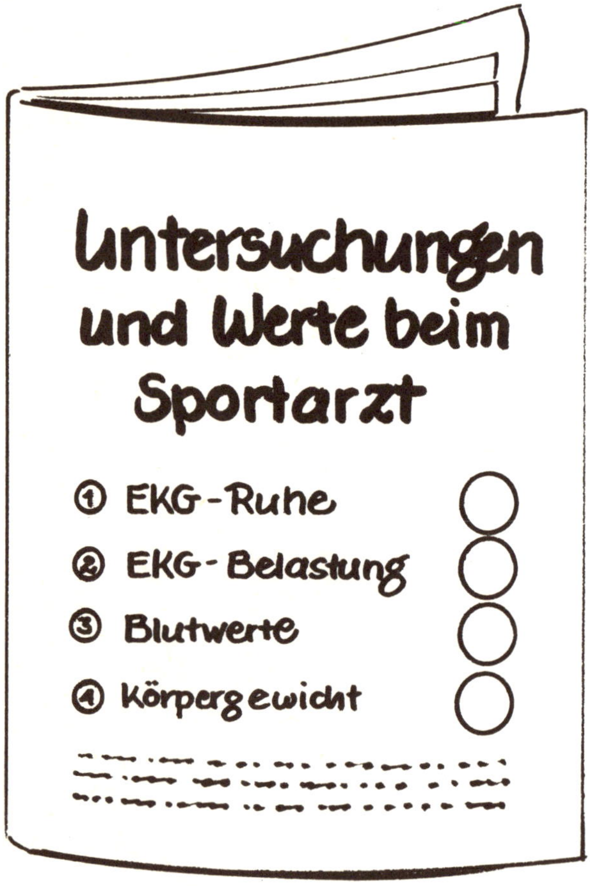

Untersuchungen und Werte beim Sportarzt
① EKG-Ruhe
② EKG-Belastung
③ Blutwerte
④ Körpergewicht

Neue Begegnungsformen, neue Chancen

Einer der schwerwiegendsten Krankheitsherde unserer modernen Industriegesellschaft mit ihren notwendigen Leistungsanforderungen, ihren auf Funktionalität und Rationalität und Effektivität bedachten Zweckgemeinschaften ist die Vereinsamung des Menschen. Isolation nicht nur als soziales Phänomen einer Freizeitgesellschaft, sondern auch am Arbeitsplatz, in den Geschäftsbeziehungen. Die Konzentration der Kräfte auf einen kleinen Ausschnitt eines größeren Ganzen, an dem viele mitwirken, die Geschwindigkeit der Entscheidungs- und Handlungsabläufe – das alles erzeugt Druck, und Druck erzeugt Egoismus, Unverbindlichkeit, Verlust an Rücksichtnahme, Alleinsein.

Die Wiederbelebung der Spielregeln des Fair play ist bei weitem nicht der einzige Grund für die Forderung: *Sport als ein Faktor in der Arbeitswelt!*

Nicht nur Führungskräfte sollten miteinander Sport treiben, sondern auch andere Gruppen eines Unternehmens, in dem Konkurrenzverhältnisse bestehen. Die Auswirkungen, wenn Kunde und Verkäufer sich nicht allein über den Verhandlungstisch kennenlernen – falls sie sich dabei überhaupt kennenlernen –, sind positiv! Indem sie ihre Verhandlung einbetten in eine gemeinsame Tennisstunde, noch besser in ein gemeinsames Bewegungsprogramm – das verdient eine gründliche Untersuchung. Das gemeinschaftliche Erlebnis Sport verändert den Raum, in dem sich die Menschen begegnen. Es kann aus der Gegensätzlichkeit des Interesses – hier der impulsive, erfolgreiche Verkäufer, dort der kritische, vorsichtige Kunde beispielsweise – zum gemeinschaftlichen Interesse zurückführen, da der eine den anderen braucht.

Statt dessen erleben wir im Geschäftsleben oft Verhaltensmuster und Strategien, die mitmenschliches Handeln blockieren oder unmöglich machen. Sich als der Mensch, der man ist, zu zeigen gilt als unklug, weil in diesem Augenblick Emotionen und Gefühle sichtbar werden. Gerade unter Managern zeigt sich der Grundsatz: »Zeige niemals eine Schwäche, der andere wird sie sofort für sich nutzen!« Die Berücksichtigung von Gefühlen, der eigenen wie der des Partners, wird dabei in der Regel als Schwäche bewertet, von der das reine Zweck- und Erfolgsdenken beeinträchtigt wird, und das lenkt vom Ziel ab.

Die Schwäche des anderen für den eigenen Vorteil um jeden Preis auszunutzen – wie unnatürlich, nämlich buchstäblich der Natur entfremdet, das rein rationale, ohne Rücksicht auf die Methode und ihre zerstörerische Wirkung ausschließlich »erfolgsorientierte« Verhalten ist, lehrt uns die Tierwelt. Dort werden die Machtkämpfe in der Regel nach strengen, unveränderlichen Riten ausgetragen. Riten, die die Gattung von ihrer Selbstzerstörung schützen sollen.

Ganz im Gegensatz zur gängigen Denkweise glaube ich aus der Erfahrung im Sport, daß über die Erkenntnis und das Eingeständnis von Schwächen, aber auch wissend um Stärken ein menschlicheres Miteinander entsteht. Das kann auch so weit gehen, daß man ganz ehrlich auf Schwachpunkte des eigenen Produktes hinweist, die im Konkurrenzprodukt nicht zu finden sind. Das schafft Vertrauen, das könnte den Kunden trotzdem zum Kauf veranlassen, könnte ihn dazu bewegen, auf das verbesserte Produkt zu warten. Der ständige Verstoß gegen ethische und moralische Grundwerte nur um des Erfolges willen, das ist eine der Hauptursachen für eine Veränderung des Menschen zum Negativen.

Das Argument, der Sport, gerade der moderne Hochleistungssport, erhalte mit zunehmender Professionalisierung und Kommerzialisierung ebenfalls zunehmend unmenschlichere Züge, ist bekannt. Im Kern ist das richtig, und doch kann ich es hier nicht anerkennen. Denn hier geschieht nichts anderes als die Veränderung des Sports in einen Bestandteil der Arbeitswelt mit ihren Gesetzen und Zwängen. Hierbei bleibt das Fair play zum Teil auf der Strecke. Sport sollte dem Menschen Erfahrungsräume, ja Spielräume für seine Existenz schaffen. Das ist der Sport, den wir, vielleicht nicht für die olympische Arena mit ihren Rekorden und Nationenwertungen, wohl aber für uns selbst brauchen.

Gerade Spitzenmanager eines Unternehmens sollten zusammen Sport treiben. Immer wieder weisen soziologische Untersuchungen auf die integrative und verbindende Art des Sports hin. Sport ist hier austauschbar gegen andere Erlebnisfelder. Allein auf den gemeinsamen Erlebnisraum kommt es an, doch der wird uns über den Sport auf eine überaus unkomplizierte, aber vitale Weise angeboten. Zwei berufliche Rivalen stehen beim gemeinsamen Sport plötzlich in einer Mannschaft und müssen zusammenspielen. Da werden Hemmschwellen, ja Blockaden vom Ich zum Du abgebaut; spontan und unbewußt. Sie haben auf einmal ein ganz neues Begegnungsfeld, sie beginnen, nicht heute oder morgen, aber gewiß nach einiger Zeit, sich anders zu sehen, weil sie sich anders kennenlernen. In das bislang hermetische Kraftfeld ihrer Rivalität streut plötzlich eine neue, nicht weniger vitale Kraft hinein: Solidarität, Kameradschaft, Gemeinschaft, Mannschaft. Gespräche werden möglich, an die aus der mitunter schon über die Sekretärinnen ausgetragenen Rivalität der Schreibtisch- und Vorzimmer-Perspektive gar nicht zu denken gewesen war. Lernziel Solidarität: nicht als pädagogische Aufgabe, sondern als spielerisch erworbenes Verständnis.

Wir brauchen uns nur eine Fußballmannschaft vorzustellen, in der lauter Stars spielen. Statt einer Addition der Kräfte gibt es unter Umständen einen Zerfall der Kräfte. Eine Gesetzmäßigkeit, die jeder Jugendtrainer kennt, auch wenn er niemals ein Buch über Psychologie in der Hand gehabt hat. Bei diesem Beispiel von Profifußball haben wir es weniger mit dem Phänomen Sport zu tun als mit dem Phänomen, wie sich die Arbeitswelt in anderen Lebensbereichen, die eigentlich nicht Arbeit sind, reproduzieren läßt.

Das immer ungeschminkt und offen zutage tretende unterschiedliche Leistungsniveau im Sport erlaubt uns einen Umkehrschluß, über den wir auch unser unterschiedliches berufliches Leistungsniveau akzeptieren können und damit verbunden unterschiedliche berufliche Stellungen. Aber der Sport lehrt uns wiederum, an unseren Schwächen zu arbeiten und sie in Stärken umzufunktionieren.

Im Sport muß ich anerkennen, der ist stärker als ich, der ist mir mit seinen Körperkräften überlegen. Dafür bin ich aber schneller, dafür beneidet er mich um meine Geschicklichkeit. Hier gibt es so viele Beispiele und Unterschiede, wie es Tätigkeiten und Talente gibt. Als Erkenntnis sollte am Ende die Befreiung von den eigenen Komplexen angesichts der Leistung eines anderen stehen. Denn: Die Leistung des anderen anerkennen und von innen heraus bewundern ohne Neid und Minderwertigkeitsgefühle – das erfordert am Anfang noch Kraft gegen dieses kleine negative Untier in uns. Aber wenn es auf den Weg der Eigenmotivation umgelenkt wurde, dann ist es friedlich, dann bleibt bei intensiver Pflege dieser Zustand endgültig.

Dies bedeutet: Ich bin nicht eine »bestimmte sportliche Leistung«, in der Millionen besser sind als ich. Diese Leistung ist nur ein kleiner Teil meines Ichs, und ich habe Begabungen, mit denen ich auf bestimmten Gebieten Millionen anderen überlegen bin.

Auf die Berufswelt bezogen, heißt das: Ich bin nicht nur mein Beruf oder meine Funktion in diesem Beruf oder die Leistung, die ich in diesem Beruf vollbringe. Ich bin ich – eine einmalige Kombination der menschlichen Natur.

Nehmen wir zwei typische und an dieser Stelle schematisierte Möglichkeiten, sich selbst im Vergleich mit anderen zu erfahren: Der übermächtige Boß einer Unternehmensgruppe, der beim Betriebssportfest einen jammervollen Eindruck macht. Der Kalfaktor, der bei diesem Sportfest plötzlich zu einer Größe aufsteigt und Identität gewinnt. Zwischen diesen beiden Extremen liegt ein unendliches Feld abgestufter Erfahrungen. Alle haben eines gemeinsam: die Erkenntnis, daß es für das eigene Leben im Vergleich mit den anderen nicht nur eine Sichtweise und eine Bewertung gibt. Stichworte: Verständnis, Toleranz, Mitmenschlichkeit.

Eine Erkenntnis, die ebenso über das Denken oder den charakterlichen Reifeprozeß erworben werden kann. Nur: Der Sport bietet sie uns so direkt, ja geradezu preiswert an, zum Vergnügungstarif.

In dem Unternehmen, bei dem ich tätig bin, haben wir seit Jahren die sportliche Begegnung in das berufliche Leben einbezogen. Ein Kundenbesuch, bei dem der Kunde hundert gute Verkaufsargumente von uns erwartet, die Vorstellung unserer Produkte, ihre Vorzüge gegenüber der Konkurrenz. Natürlich werden seine Erwartungen erfüllt – und auf einmal kommen wir ihm mit einem ganz anderen Thema: Sport! Wir, der Kunde und Angestellte oder Manager des Unternehmens, machen gemeinsam eine praktische Sportstunde. Wir sprechen über Gesundheit, über unsere persönlichen Defizite, über Motivation, die Angst vor dem körperlichen Leistungsabfall, die Möglichkeiten, diesen Leistungsabfall hinauszuschieben oder auszugleichen, über die Möglichkeit, im Umgang mit seinem Körper ein Lebensgefühl zu erwerben. Statt eines mündlich vorgetragenen Werbeprospektes inklusive Unternehmensbesichtigung bekommt er etwas, womit er überhaupt nicht gerechnet hat: ein Stück Leben für sich selbst, eine Gebrauchsanweisung für zu Hause.

Über das Gemeinschaftserlebnis verändern sich – zumindest langfristig – die Begegnungsformen. Der rein zweckorientierte Vorgang Kauf/Verkauf hat die Chance, auf einer menschlichen Ebene abzulaufen, und der kühle Geschäftsmechanismus wird überwunden. Auf Dauer kann auf einem solchen Boden eine viel solidere, zukunftsträchtigere Geschäftsgrundlage entstehen. Denn es ist eine Grundlage des Vertrauens. Fair play heißt ja auch, daß sich die Partner unter vorgegebenen Umständen den gleichen Zufällen aussetzen, die einmal diesem, einmal jenem einen Vorteil verschaffen.

Sport am Arbeitsplatz

In den USA gibt es Unternehmen, die ihren Mitarbeitern während der Arbeitszeit die Möglichkeit zum Fitneßtraining und zur ganz allgemein sportlichen Betätigung anbieten. Kraft- und Gymnastikräume, Schwimmbad, Tennishalle, ein Sportgelände, sanitäre Anlagen. Die Grundlage der Idee ist es, daß der Mensch am Arbeitsplatz über die Möglichkeit der Entspannung und aktiven Regeneration mehr Arbeitsfreude entwickelt, und das bedeutet: mehr Einsatz – erhöhte Leistung.

Wer kennt das nicht, wenn er im Büro von Kopfschmerzen geplagt wird, wenn ihm in der Werkhalle von einer monotonen Bewegung vor Verspannung der Rücken schmerzt. Die im Rahmen der Aktion »Humanisierung des Arbeitsplatzes« erhobene und vielerorts auch realisierte Forderung nach der »Bewegungspause« ist nur als Idee ein guter Anfang, aber nicht als reale Verbesserung der Situation. Was nutzt mir eine Bewegungspause von fünf oder auch zehn Minuten, wenn ich schon durch die Knappheit der Zeit unter dem Zwang stehe, mich zu entspannen, zu lockern und es gerade deshalb meistens nicht erreiche? Mein Kreislauf hat gerade erst begonnen, auf der neuen Belastung zu arbeiten, meine Muskulatur, mein Schultergürtel, meine Gelenke sind gerade erst gelockert, und ich muß zurück an meinen Arbeitsplatz. Der ideale Zustand wäre: eine Bewegungspause, für deren Dauer ich meinen Arbeitsplatz vergessen kann.

Das hier offen zutage liegende Problem, und da sind wir wieder beim Gemeinschaftserlebnis Sport, besteht darin, wie die Mitarbeiter mit dieser Möglichkeit umgehen. Ob sie der Versuchung widerstehen, das Unternehmen um Arbeitszeit zu betrügen. Ob man diese Freiräume für sich persönlich ausschöpft, dem Unternehmen nichts dafür zurückgibt und es so am Ende schwächt, wo man sich gemeinsam mit ihm hätte stärken können. Eine Frage des Teamgeistes.

Erziehung der Mitarbeiter zur Selbstverantwortung für den gemeinschaftlichen Nutzen. Wie sich die Zwänge und Drucksituationen der Arbeitswelt auf den Sport übertragen lassen, so lassen sich auch Inhalte der sportlichen Erlebnisse auf die Arbeitswelt übertragen. Das Interesse an einer gemeinsamen Sache. Ein Konzern mag für den Großteil seiner Arbeitnehmer ein abstrakter Organismus sein, der ihn nur so weit betrifft, als er

Solarium

Solarien soll man aufsuchen, wenn die Sonnenstrahlen über lange Zeit wenig intensiv waren.

- Eine Bestrahlung pro Woche reicht vollkommen.
- Beachten muß man die individuelle Hautempfindlichkeit.
- Empfindliche Haut nicht mehr als vier Minuten. Diejenigen mit unempfindlicher Haut sollten ebenfalls mit vier Minuten beginnen (später maximal bis zehn Minuten).
- Da die Haut austrocknet, statt Sonnenschutzmittel eine fette Creme auftragen.

Wirkungen:

1. Allgemeines Wohlbefinden.
2. Verbesserte Leistungsfähigkeit.
3. Bessere Konzentrationsfähigkeit.
4. Positive Einwirkung auf den Hormonhaushalt.
5. Positive Einwirkung auf den Muskelstoffwechsel.

Zur Beachtung: Eine zu lange Bestrahlung schädigt die Haut und fördert ihre frühzeitige Alterung.

Massage

- Verbessert die Durchblutung von Muskeln und Haut.
- Steigerung der Leistungsfähigkeit.
- Abtransport der Schlacken, die sich durch schwere Muskelarbeit oder langes Liegen angesammelt haben.
- Massiert wird bei leichtem Druck immer in Richtung Herz.

Zur Beachtung: Massageverbot besteht bei Entzündungen der Haut und bei frischen Verletzungen.

ihm die Grundlagen seiner materiellen Existenz bietet. Ein Konzern, in dem die tatsächliche Notwendigkeit von Gemeinschaft konkret und vital über umfassenden Betriebssport erlebt wird, tritt für den Arbeitnehmer aus seiner Anonymität hervor und wird zu einem lebendigen Organismus. Das Füreinander-Miteinander wird nicht als Maxime gepredigt, sondern als Realität erlebt.

Sport ist kein Allheilmittel, Sport ist schon gar nicht das einzige Mittel zur Selbsterfahrung, zu Lernprozessen, die uns zu einem Verhältnis zu uns selbst und zum Verständnis für unsere Mitmenschen führen. Sport ist nichts als eine Möglichkeit.

Hier soll nicht gesagt sein: Treibt Sport – und die Welt wird besser.

Aber es soll gesagt sein: Sport bietet die Möglichkeit für alle, unmittelbare, einfache und überaus vitale Erfahrungen zu machen. Wie wir diese Erfahrungen umsetzen, das betrifft den Sport schon nicht mehr. Er liefert uns weder eine verläßliche in die Vergangenheit noch in die Zukunft reichende Perspektive, aber er liefert uns eine lebendige Wirklichkeit, die auf diese Perspektive wirkt. Und er bietet uns jederzeit die Chance für einen Anfang.

Überwindung der Bequemlichkeit

Am Anfang unseres Entschlusses, den Sport oder schlicht die Arbeit mit unserem Körper in unser Leben mit einzubeziehen, stehen Hemmschwellen: die Zeit, die es kostet, die Überwindung, die es verlangt. Wir dürfen uns auch dann nicht entmutigen lassen, wenn unser an die Bequemlichkeit gewöhnter Körper sich auflehnt und schreit: Laß mich in Ruhe! Ich will meine Ruhe haben! Ich muß mich ausruhen! Denn in Wahrheit schreit das nicht unser Körper, sondern etwas in uns selbst, das nach Entlastung von jeglicher Art Spannung verlangt; nicht nur der körperlichen Spannung. Und das, gäben wir ihm wirklich nach, uns zu lebenden Toten machte.

Also versuche ich dieses lähmende Etwas in mir auszutricksen. Ich hänge mir beispielsweise Zettel mit meinem täglichen Bewegungsprogramm an den Badezimmerspiegel, schreibe mir mein Übungsprogramm in den Terminkalender, bitte meine Sekretärin, mich zur Disziplin anzuhalten, gewähre meinem Körper in meiner Tagesorganisation das gleiche Recht wie meinen geschäftlichen Unternehmungen, meinen Mitmenschen. Denn mein Körper ist immer bei mir, nur daß ich ihn zwischendurch vergesse. Doch mein im Bewußtsein hinter mir zurückgelassener Körper holt mich früher oder später immer wieder ein, so oder so. Also muß ich eine Beziehung zu meinem Körper entwickeln, eine Beziehung, die so intensiv ist, daß ein natürlicher Prozeß entsteht, der immer wieder wie folgt abläuft: Begegnen, Verstehen, Belasten, Erleben, Beziehung, Bedürfnis.

Der Weg dahin ist unbequem, weil er mich fortwährend zur Aktivität auffordert, wenn ich mich der Passivität ergeben will und meine, mich zu keiner Tätigkeit mehr aufraffen zu können, weil er mich drängt, den tausend Ausflüchten, die mich in die Passivität ziehen, zu widerstehen. Hier zeigt der Sport mit seinen einfachen Strukturen wieder bildhaft die (über das Denken viel zu komplizierte) Erkenntnis: Dieser Weg ist zugleich das Ziel. Sich aufmachen, nicht müde, satt und angepaßt zu sein. Die geringe Freizeit unbequem beginnen bedeutet auch, den Herausforderungen des Berufsalltags besser zu begegnen, impliziert darüber hinaus, aus allem einen Sieg vor sich selbst zu erreichen. Wir folgen somit auch unserer Jugend, unserem Jungsein – trotz der Falten, die wir dann mit einem Lächeln annehmen.

Wer ausschließlich in Pflichten, Strukturen und Ordnungen lebt, erdrosselt nicht nur seine Lebensfreude, er schwächt auch seinen Körper, indem er ständig nur aus seiner Substanz heraus Energiereserven verbraucht, ohne ihn über die aktive Regeneration neue Reserven bilden zu lassen. Nur nehmen und nicht geben – das geht einseitig aus.

Die Stabilisierung und gerade die Steigerung der beruflichen Leistung durch Bewegung und Sport ist daher mit Sicherheit eine gewinnbringende Investition. Denn nur das Gleichgewicht

Folge Deinem Herzen, solange Du lebst,
Tue nicht mehr, als Dir gesagt wird,
Und verringere nicht die Zeit –
    da Du Deinem Herzen folgst.
Deinem Lebensgeist ist es verhaßt,
    wenn man seine Zeit verkürzt.
Wenn Besitz da ist – folge Deinem Herzen,
Denn Besitz führt zu nichts,
Wenn man sein Herz vernachlässigt.

Ägyptische Weisheit, um 3000 v. Chr.

von Körper und Seele läßt uns umfassend empfinden und uns das Leben wirklich genießen.

Der Mensch braucht Vorstellungen, Lebensentwürfe, Träume, um existieren zu können. Im Sport, könnte man sagen, träumt die Seele sich über ihren Körper und tritt uns neu gegenüber, wie unser Körper uns neu gegenübertritt in den erfüllten Augenblikken unseres Lebens – wenn wir vollkommen wunschlos und vielleicht sogar glücklich sind.